U0005058

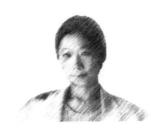

成熟女性健康百科

臺北醫學大學附設醫院婦產科專任主治醫師　楊曉萍　繪著

晨星出版

獻給曹永坤老師

他豐饒的一生無私澤被台灣樂界

三養兼顧的人生態度

我常告訴學生「營養、保養、修養」三養是健康長壽之道──營養的必要目的是飽腹，為延續生命、體能而吃，進一步更要吃得對、吃得健康，才能把飲食的功能提升為預防疾病，甚至是改善疾病的狀態。

而勤於保養才可以維持與促進營養與健康，這包括鍛鍊體魄、維持適當體重，以及多多喝開水保養泌尿道、排除體內廢棄物，多食蔬果益生物質保養腸道，使排便順暢。

至於修養，自然也是健康的一個關鍵環節，多閱讀聽講與培養修身養性之休閒活動，能擴展視野並讓心靈平和放鬆，避免患得患失，常保歡樂心、平常心，更能讓免疫、神經系統都達到平衡運作。

把這個道理放在職業態度與學問修為上也相當適用，任何專業也都需要三養──除了原有的專業知識，個人也需繼續補充多方面新知，維持專業運作與職業道德的水準，並對金錢或事業具有達觀、不盲求名利的精神。

曉萍到保健營養學研究所這段期間，除了表現出身為醫師對於基本預防保健的重視，並且身體力行，真正瞭解如何結合保健營養與醫療的觀點來造福病患，做到身為醫師應有的三養之道。

我也欣慰地看見，本書在婦產科知識外，真正從根本關心婦女健康、疾病之預防，也可說是在三養上都予以兼顧。曉萍秉持同為婦女心境，與30歲以上女性分享個人在保健與營養上的心得，相信大家也將越來越認識「健康及早做起」的重要觀念。

在健康食品當紅的今日，大家更別忘記，食品補充劑只是輔助部分問題，唯有保持正確的健康態度，三養平衡，妳才會真正擁有長久的美好生活。

臺北醫學大學公共衛生暨營養學院院長

謝明哲

擁有身體操控權，做個自由的女性

　　瑪格麗特‧桑格（Magaret Sunger，1879～1966年）說：「未擁有身體操控權的女人，不能算自由的女人」。婦女唯有從性和生育的功能中解放出來，才能進而從社會、心理及生活中獲得發展，其中基本的出發點就在具備「女性對於自己健康議題的基本健康與疾病預防常識」，並建立正確的生活飲食概念，隨時吸收新知。楊曉萍醫師的前一本著作「健康女性醫學全事典」主要在提供前者，而這本新作則偏重正確的生活飲食概念及健康保養新知。

　　延續楊醫師之前著作，書中仍處處瀰漫著對當代女性的存在性與生活性的諄諄交代，令人感動，楊醫師自稱這是個步入中年的女性誠心禱告，信哉其言。

　　本書不僅可供社會大眾作為保健與醫療的重要參考，其豐富的內容也對醫界老輩如我者多所啟發。

馬偕紀念醫院醫務副院長　暨醫學研究部主任

楊育正

全方位的青春

曉萍與我是相知多年，以姊妹相稱的好友，她也是我最仰慕的心靈導師。她的人生與芸芸眾生一樣，充滿了起伏與挑戰；但這些年來，我所見到的她，始終一逕優雅，一逕理性。對於頑皮的上帝給予的玩笑，或是人群之間難免的紛擾，她總是能淡然以對，用她獨有的幽默，一笑置之。

曉萍在醫學專業上非常的用功與投入，她縱橫西醫、中醫、保健營養學，涉獵域極其廣泛，就像她在生活上展現永無止盡的好奇心一樣，你永遠都不知道她下一階段又要鑽研什麼，唯一確定的是，只要她想做的，她一定會交出傲人的成績單。

這本書毫無疑問的是曉萍又一次獻給婦女的精心禮物，以醫界近幾年最熱門的抗老議題來說，曉萍可以說是非常適合的作者，不僅是因為她在婦女醫學及更年期治療方面的多年臨床經驗，更因為她本身豐富的人文素養，讓本書完全不受限於醫學領域，而能提供給讀者更多思考角度。

事實上，女性健康內在革命是個涵括身心靈各個層面的功課，即使身體健康，若無心情的穩定，與靈性的提升，老之將至，將是顯而易見的。台灣的婦女普遍身兼數職，蠟燭兩頭燒，過去多項研究均顯示，女性心中共同的吶喊幾乎都是一個「平衡」二字。本書延續了曉萍向來毫不藏私，殷殷相授的風格，以深入淺出的方式，讓讀者不必完全倚賴醫師，也能瞭解自己，愛自己。

有人說，人生的弔詭是：年輕時比的是誰的學歷多，老來比的卻是誰的病歷多，聽來好笑，卻也驚心，或許抗老防病應該扎根於年輕時，而非是臨老治標。及早看清楚自己人生的價值，找到平衡點，並學習正確的健康概念，青春小鳥應會盤桓更久吧。也因此，我更期待年輕女性有緣接觸此書，早點來思考這方面的問題。

給自己一個機會，在30歲以後，過得安心與雲淡風輕。

Johnson and Johnson 公司部門處長（資深消費品及醫療保健行銷人）

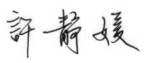

向健康前進

　　恭喜妳，30歲囉！30歲正值身體巔峰，生命歷程也開始豐饒，事業越來越得心應手，而性情更為成熟練達。

　　30歲起，更加有能力有餘裕也有動機，來規劃未來三分之二的生命。資訊發達科學進步，我們不需無知地損耗能輕易上手的美麗與幸福。在感情與事業不再徬徨，人生看法日益堅定之際，我們更希望能籌備完善體能與健康，好真正享用人生。

　　身心靈健康帶給女性真正的自由，得以追求心之所向——這也是為什麼

少癌
少慢性病

處事能力佳

生活愉悅

延緩衰老

體態健美

心靈滿足
情緒平衡

抗氧化平衡

體能運用平衡
體格發育平衡

荷爾蒙平衡

免疫機能平衡

定期健康檢查
有病早處理

抗壓舒壓良好

減少外來毒物
不亂服草藥成藥

先天
體質

適度運動

飲食習慣良好

30歲以後，人會更珍惜自己的身體，與充實精神性靈生活。

寫書的同時，已開始定期單車與登山運動，儘管孩子起初彆扭，卻屬於為母必須長遠努力的堅持。完書的同時，正當中秋烤肉，這是個不能常為卻讓童顏歡展的動作，烤肉產生那麼多自由基，但他的體內則因為快樂免疫力大增，因而我們說好了每年只做這次──健康絕對不是僵化的概念，也不是單向的思考。

那麼多小事生活裏必須抉擇，而正確的觀念，能讓人安然度過，也無需過於驚惶。

寫書的同時，非常敬愛的台灣樂界長輩曹永坤老師方瀟灑辭世。他的養生之道，是大量的音樂與攝影，是給予後輩藝術與美萌芽的機會，他養出了與眾不同的開闊知識，與不被病魔羈絆的自由靈魂。

比起來，本書所提只是最最基本的養生態度而已。

感謝我終生的典範導師楊育正醫師，感謝北醫醫學院曾啟瑞院長、婦產部劉偉民主任，與睡眠中心大家庭似的醫師同仁，能有這些前輩朋友的鼓勵相助，是我的福賜。

感謝北醫公衛營養學院院長謝明哲教授、保健營養研究所長黃士懿教授、研究所各位老師敦促我日新月新，使我不敢怠惰學識。

好的生活型態像是古典音樂，不只是滋養聽覺，還深植心靈。但是，願妳們帶著爵士的輕盈節拍來看待這些建議──人與健康的關係，絕對不需太過一板一眼、視為負擔，而是需寬心以待。這裡的內容建構一個幸福人生或許不足，但已足夠助妳逐條擺脫陰霾、重現生命質量的健康步道。

養生永遠不嫌早，這是個已然步入中年的女性，給妳們的誠心禱言。

網頁與討論區：(■♀醫ㄅ哼哼唱唱)　http://www.wonder4life.com

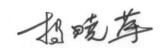

目錄

目錄

前言：拒絕退化

簡單地說，「退化」或稱「老化」，就是身體細胞與組織對抗「壓力」的能力開始退步。

這些「壓力」包括：一、來自外來或體內的有毒物質；二、氧化壓力（oxidative stress）和硝化壓力（nitrative stress，含氮原子(N)之自由基在人體中對細胞或外來細菌病毒的毒害或毒殺反應）。身體如果發生「老化」，對於病菌的抵抗力會下降，慢性病如血管硬化、神經退化等問題也會逐步成形。

老化從臉皮開始

瞭解身體是女性保持健康美麗的第一步！對生活最佳的珍惜方式，便是從現在開始注重養生——為什麼在相同的年齡，有人色潤體健、氣宇軒昂，也有人卻色衰氣萎、體弱形銷？

所謂「麗質天生」固然可喜，而「後半生外表靠自己努力」也是真理，只不過隨著年紀，人的「外觀」越來越受到內在身體與心理健康的影響，而不單純是天生的長相。

歲月的影響第一步往往在臉上——眼瞼下垂、眼袋、法令紋、抬頭紋、臉頰凹陷等。這是因為臉部皮膚變薄，基質、膠原蛋白、彈性素變少，皮膚變硬及毛細孔變大。再下一步，細紋便開始正式變成皺紋了。

美麗從內在健康開始

光是在外表塗塗抹抹保養品，其實無法真正改善或預防外觀的老化，因為妳只改善到表皮零點幾公分厚的膚質而已。都會區裡許多外觀年輕美麗的女性，檢查起來卻躲不掉年齡與壓力的後果——血脂肪隨事業步步高升、免疫力紊亂導致感染纏身、缺乏保養膀胱下垂……這是多可惜的事。

相由心生，貌乃體現，美麗來自心靈的自由豐沛滋養，也來自體內健康的長期營運保養。經由正確的飲食、運動、生活態度，清除體內與腦內毒素，才能讓美麗不只存在臉皮，而是由內在散發出實在的潤澤。

好的飲食與生活習慣，自然不易長痘粗糙，膚色自然光彩紅潤有彈性。

退化從三十開始

傳統社會定義65歲以上為「老人」,但其實許多人65歲依然生氣蓬勃,活力四射,也有人年方四十,已然奄奄一息、兩眼無神。

人當然不是某天醒來忽然變老,身體退化是個緩慢而持續的過程,不但每個人起跑點有「先天的差異」,身體不同部位開始退化的時間點與退化速度,也未必相同。體內許多慢性疾病,以及外表體態的衰退,其實是來自年輕時期緩慢的耗損。

事實是「老化從三十開始」!人的新陳代謝,20歲以後便開始變慢;女性30歲成熟之後,開始會發生分子、細胞、組織、器官,乃至全身的老化,最明顯的便是受孕力逐漸下降、骨質從最佳狀態開始緩慢退步,以及新陳代謝速率明顯更加減緩,這些小小的問題,長久忽視未來便變成討厭的病痛。

可能與身體的老化有關的病包括——皮膚老化、阿茲海默氏症(老年失智)、憂鬱症、失聰、心臟病、性功能障礙、失眠、性慾減退、更年期、骨關節炎、骨質疏鬆、中風、味覺嗅覺退化、耳鳴、落齒、視力退化、癌症、便秘。

人生不能七十才開始

由三十開始退化的事實,我們相信體內健康的保養應該自年輕開始;而知道如何養生保健後,更是永遠「不能太晚出發」!養生永遠不嫌早,人生不能七十才開始!

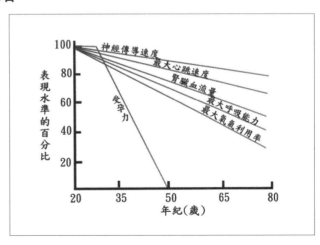

圖0-1:女性身體功能退化的速度以受孕力為先

什麼是生物年齡？

「生物年齡」意指人體真正老化的程度。出生之後，每過一年我們便「老一歲」，如果你的身體健康狀況比同「年齡」人應有的狀況為佳，則稱為「生物年齡」很年輕。

所謂同年齡人應有的狀況，是這些人中大多數「常見」的身體狀況，也就是一般所謂正常狀況。

但科學研究已經逐漸瞭解老化衰退的秘密，甚至認為讓身體老化比其他正常人更慢，不是不可能——未來目標，將是讓身體呈現「健康的老化」——「將讓人老化、退化的因素之中可以避免的部分找出來，並且儘量防止它們出現」。

不過在此之前，還是有許多天然方式避免身體快速老化。

因年齡增加產生的變化——每個人都會發生！

近幾十年老化的研究才剛起步，目前已有的理論包括基因受傷、基因突變、蛋白質逐漸改變、自由基引起基因與蛋白質不可逆的改變、粒腺體崩解等等所致，但總之一句，老化就是身體失去維持分子、細胞、組織、器官完整性的能力所導致。

許多根據較低等動物的科學研究推論說，「人應該可以活的年齡」可能高達100～120歲，只是我們不知道如何避免一些促成身體衰退的因素。當然這種想法是否正確還有待證實。

老化的第一個原因，是「先天基因的某些調控」，決定了某人為什麼就是比其他人身體好、不易老。例如，第四對染色體上的某部位基因與長壽有關，有此基因比較不會發生老化相關疾病，如高血壓、糖尿病、心血管疾病等。不過，科學家目前還不清楚，基因到底決定了多少成分的老化趨勢。

其他便是「生活型態」與暴露於「外來毒性物質寡」所共同決定的了。

預防老化，作自己年齡的主人！

所以妳可能沒想到，生活型態角色很重要，不必花大錢的延緩老化方式，就躲在日常生活習慣之中！包括「良好的飲食、積極有效的運動，以及腦力

活動」。

對於疾病的處理，最高境界便是預防——等到發病再來煩惱，很多問題都難以補救；如果在膽固醇上升初期便注意飲食，便可避免動脈粥狀硬化、心肌梗塞的那一天。但如能在膽固醇上升之前，便已經養成良好習慣，才是真正的「預防」。

隨著年齡增加，這些習慣會需要越來越嚴格的標準，才能真正對身體有幫助。不過，何時開始永遠不嫌遲！希望不僅能幫助到聰明的妳，也讓妳身邊其他女性，都能同時受惠。

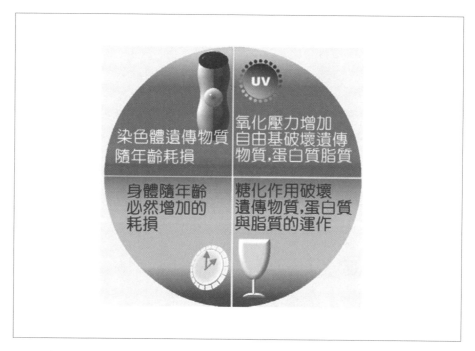

圖0-2：衰老的四大原因
其中左半邊染色體與身體的損耗是命中注定的，右半邊氧化壓力與糖化作用是可以人為降低、改善的！

Chapter 1
抗老化大作戰-排毒篇

》做好體內環保，降低廢棄物堆積
》抗氧化系統
》多做有益抗氧化的事

做好體內環保，降低廢棄物堆積

怎樣比較不會老化？人能否反制命中註定的老化？非常有希望，但是需要很努力。最常引用的方向，是根據「自由基老化理論」——也就是減少體內的氧自由基產生，或是加強體內去除自由基的能力，來延緩老化、避免疾病產生；另一個則是體內的「糖化作用」。

目前認為無論先天基因或是後天危害促進的老化，主要都是「氧化壓力」增加引起，進而引起身體功能退化、心血管疾病、癌症。氧化壓力會隨年紀增加，也就是「自由基」增加，或「壞糖分」（高度糖化終產物）增加，慢慢破壞細胞分子結構，使細胞老化失去作用，這兩個東西，就是有害健康美麗的廢棄物！

- 自由基：像是可以分解的有機垃圾丟棄田野，分解不當、量大不能及時分解，會先產生許多傷害環境的臭味、毒菌！
- 壞糖分：像無法分解的塑膠袋塞在田野裏，日積月累會毀掉土地滋養生物的能力、外觀！

細胞中的有機垃圾——自由基的相關理論

適量自由基能使細胞功能正常，對抗細菌、病毒，幫助精卵結合、細胞生長調節等。人體每天產生10億個自由基，但99.9%細胞可自行修復去除自由基影響，其餘少數細胞則慢慢老化。過多自由基會搶奪體內的DNA、蛋白質、脂肪酸及醣類氫離子，傷害細胞，引起較多細胞變質、凋亡，最後影響組織器官功能，導致老化；如「巴金森症」、「阿茲海默症」、「糖尿病」，都可見細胞內粒線體被自由基氧化的比例太多。（見《圖1-1》）

皮膚的肝斑、皺紋，便是典型的老化現象，也就是皮膚受到紫外線照射後產生自由基的結果。因此當我們飲食能多吃含抗氧化的物質時，皮膚與皮膚以下的身體機能都同時獲益，也就是美白加上保護心血管與防癌哩！

體內無法分解的壞糖分——糖化作用與食物選擇烹調法有關

高度糖化終產物（Advanced glycation end products）簡稱AGEs，是體

內在攝取、利用營養時，不斷會產生蛋白質與糖結合後的有害化合毒物，最後形成AGEs。

正常腎臟會排出體內的AGEs，然而飲食習慣不佳的人、糖尿病患產生量便會太多，危害身體加速器官老化。這些物質隨年齡堆積越來越多，形成對身體有害的慢性發炎反應，逐漸危害腎臟、心血管、肺、肝的構造和功能，造成動脈硬化、心肌梗塞、腎、神經、視覺退化、氣喘、關節炎。

飲食也會有外來的AGEs，它們形成的原因和食物成分含蛋白質、糖（或再加上脂肪）有關。如果連吃六週AGEs含量高的食物，最早出現的危害是蛋白尿，表示腎臟功能開始受損。

- 食物種類：含量最少的是新鮮蔬果、豆、全穀類，含量比起肉類、油類少很多，這是喜歡吃肉的人應該要瞭解的，多吃蔬果少吃肉的理由又多了一項。
- 烹飪方式：燒烤、煎炸、烤箱烘焙都會促進產生AGEs，水煮與蒸食不會。因此加水烹調可以減少高度糖化終產物產生，吃得清淡是防老化重點之一！
- 糖：果糖、乳糖比蔗糖容易造成AGEs。（見《表1-1》）

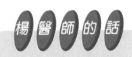

90%的皮膚老化與紫外線有關

紫外線中的UVA、UVB，經由破壞膠原、生成自由基干擾細胞基因的修護與正常凋亡，抑制免疫系統，造成以下問題：
- 加速皮膚各種老化色斑。
- 彈力組織變性，皮膚變粗、厚、皺，最後生成皺紋。
- 刺激生成或惡化——皮膚微血管增生、雀斑、曬斑、黑斑（肝斑、孕斑）、白斑、痣、脂漏性角化（老人斑）。
- 刺激癌症病變、皮膚抵抗力下降。

處理方式：防曬、皮膚多補充乳液、水分、維他命C，飲食多吃抗氧化物質。

表1-1：食物與高度糖化終產物產生的參考量

	食　物	高度糖化終產物 參考量 KU/g
脂　肪	奶油	265
	橄欖油	120
	美奶滋、烤杏仁果	50~100
肉　類	起士	80~90
	烤肉架燒烤鮪魚15分鐘、 燒烤雞肉15分鐘、 燒烤牛肉15分鐘、 炸雞肉15分鐘	50~65
	煮牛肉60分鐘、煮豆腐	20~50
	烤箱烘烤鮪魚40分鐘、生豆腐	1~10
碳水化合物	自製美式煎餅	10
	全麥麵包	0.5
	蘋果、香蕉、胡蘿蔔、青豆	＜0.2

抗氧化系統

身　體為了防止自由基過多，形成一道天生的防線「抗氧化系統」，來對抗自由基！這就是幫忙我們的身體（土地）自保機制，它能分解有毒廢棄物，並防範有毒廢棄物（垃圾）形成！

抗氧化酵素系統（體內天生的分解力）

我們每天無時無刻不在呼吸，也不斷生成自由基，因此，細胞、體液內均存有適量的「抗氧化劑」來保護自己，把危險的自由基變成比較穩定的分子，使器官組織的細胞不會受自己自由基的攻擊，這些酵素叫做抗氧化酵素系統。

抗氧化非酵素系統（吃進來的分解力）

人體可從飲食得到有助的物質來捕捉自由基，包括 β 胡蘿蔔素、維他命 C、維他命 E（α-tocopherol）、麩胺基硫（Gluthione）、Q10（Ubiquinone 10）等。這就是為什麼科學家會認為，飲食可以減緩老化、保養身體的緣故。

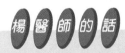

楊醫師的話

1. 目前為止，研究證實改良飲食習慣：
   - 可預防心血管疾病（心肌梗塞、腦中風）、癌症、骨質疏鬆、眼底黃斑病變（眼底老化）、神經退化，甚至帕金森氏症。
   - 還無法證實可以延長壽命。
2. 已知疾病、癌症、老化都與自由基、不當發炎反應有關。預防疾病、癌症比較容易證明，是否抗衰老延壽，則需很長時間來確定。
3. 我的建議：
   - 生命與健康無法等待理論被證實。
   - 想做好真正的體內環保，降低廢棄物堆積，還是得趁早，一旦知道，便往對的方向前進。
   - 多做有益抗氧化的事！

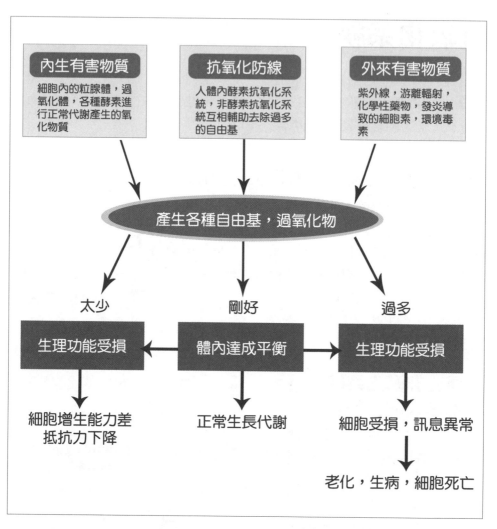

圖1-1：適度的自由基是正常的，過與不足都有害氧化壓力的平衡。

多做有益抗氧化的事

抗氧化是防止衰老的根本，而抗氧化有數個不同的層面。一方面要避免毒物進入人體，一方面要降低內生的自由基與毒素，還要加強身體排毒能力，以及調節荷爾蒙與免疫系統來寶貝細胞。除了希望保護身體（土地）避免垃圾充斥產生病變，也可使內臟外觀長保年輕。

小心環境中讓妳自由基增加的狀況

使人體產生自由基的狀態多得不勝枚舉——紫外線、電磁波、放射線治療、各種儀器、水污染、空氣污染、抽香菸、吸二手菸、炒菜油煙、汽機車廢氣、防腐劑、藥物、農藥、細菌或病毒感染等狀況，這些是外來的。

甚至在負面情緒出現時，壓力（情緒緊繃）、憤怒、焦慮也讓人自由基上升。內在壓力也是不可忽視的老化來源！

促進排毒

當抗氧化能力好時，身體有能力中和較多自由基，不但可以預防生理生化運作退化所造成的老化，也可保護心血管，讓它們不易因脂質過氧化造成病變，或讓細胞產生癌變。好的抗氧化能力，也可緩和已存在癌症的初期發展！

市面上各種排毒飲食沸沸揚揚，其實，許多所指的排毒只是提到幫助腸道減少有害物質的吸收，但是完整的排毒應該要全方位，包括：

- 加強身體抗氧化能力：多樣化的抗氧化物質有助體內解毒。
- 幫助毒害物質（毒素、致癌物、膽固醇）排出體外。
- 減少與毒害物質（毒素、致癌物）接觸。

（見《圖1-2》）

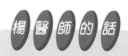

楊醫師的話

許多抗衰老研究會幫人測驗自由基狀態，不過我們必須瞭解，這些數值會隨著個人生活狀態急速改變，測量的數值只是短期的表現，無法代表長期身體的狀況，僅供參考。瞭解自由基，是為了讓人瞭解具有良好生活習慣的意義。

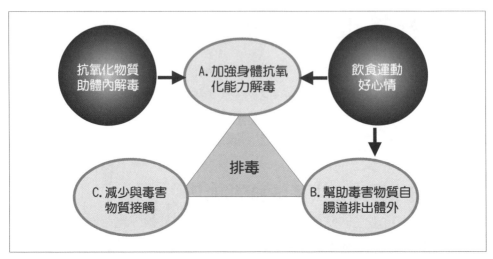

圖1-2：完整的排毒結構

1.抗氧化物質有助體內解毒

研究發現，神奇的抗氧化系統負責把環境毒物排出人體的工作，包括重金屬、殺蟲劑、空氣污染等，因此多補充富含抗氧化物質食物，有的會幫助進入體內的毒素排出（如綠茶、紅茶），有的會中止基因與蛋白繼續受到破壞。（見《圖1-3》）

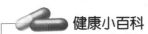

健康小百科

如何促進人體排毒能力？

1. 補充體內抗氧化酵素系統需要的維他命、礦物質。
2. 多攝取蔬果中的抗氧化物質。
3. 降低熱量攝取：減少30%食物熱量與脂肪攝取。
4. 益生菌？目前的效果不明。

2.幫助毒害物質排出體外

膳食纖維是幫助毒害物質，包括毒素、致癌物、膽固醇自腸道排出體外的主角，不論水溶性與非水溶性的膳食纖維都有一定好處，包括幫助排便、排毒、排膽固醇、延緩血糖上升等，因此對於血糖、膽固醇的控制也很有幫助，可以預防心血管病變。此外，纖維也有助於腸道益菌孳生、抑制害菌，因此能夠整腸。

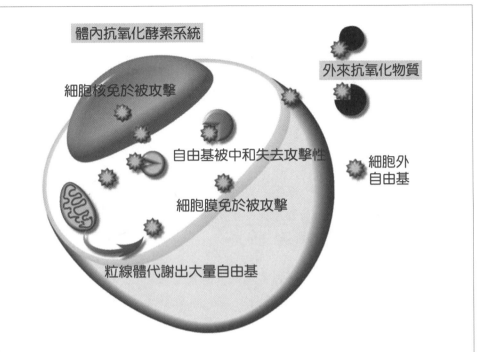

圖1-3：這是一個細胞對抗自由基方式。
體內有抗氧化物質（灰色）來中和自己粒線體產生的自由基，而外來抗氧化物質（黑色）可以幫助中和自由基，保護細胞膜不被自由基攻擊功能受損，也可進入細胞內保護細胞組成，不被自由基攻擊產生老化與癌變。

　　好的膳食纖維來源，包括前述有抗氧化能力的全穀類、豆類、蔬菜、水果，因此，只要均衡飲食及充分攝取蔬果，兩個功能（排毒、抗氧化）都能兼顧。

3.減少與毒害物質（毒素、致癌物）接觸

■ 減少自由基與毒素的產生

1）減少外來的自由基與毒素

A. 紫外線（UVA、UVB）傷害眼睛、皮膚、頭髮。

・戶外活動要戴太陽眼鏡，陰天的紫外線有時更強：防紫外線UV數應有300
　〜400nm才有效，眼鏡行有儀器可以測試；防紫外線眼鏡不一定是黑的，

黑的鏡片也不一定能防紫外線，應到正式眼鏡行購買，以免產生白內障或黃斑性退化；已經戴眼鏡的人應購買有防紫外線功能的鏡片。

- 戶外活動要戴帽防曬，並擦防曬乳膏：以免曬黑、曬傷，增加黑斑、老人斑、皺紋，幸好我們黃種人皮膚癌比白人少見；防曬乳膏會隨汗水流失，約2小時要補一次；SPF指防UVB係數，要選擇同時防止UVB與UVA的防曬乳，SPF15左右即可阻隔93.3% 的UVB，SPF30僅阻隔到96.6% ，差異並不大，卻會太油增加皮膚阻塞長痘。

中波紫外線（UVB）	曬傷、緩慢形成不規則的黑斑、角質增厚、皮膚暗沈
長波紫外線（UVA）	直達真皮，直接造成黑色素增加，使妳變黑、膠原纖維萎縮變性、產生皺紋

B. 炒菜油煙、抽菸、二手菸導致臺灣婦女肺癌：炒菜使用橄欖油、芥花油降低油煙、少油炸多蒸煮減低油煙吸入體內；拒絕二手菸，它還會增加子宮頸癌機會！

C. 除草劑、殺蟲劑等農藥、有機化合物含致癌物，導致乳癌、卵巢癌、子宮癌。

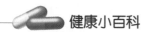 健康小百科

如何降低燒烤烹調時的傷害

- 以烤爐小火燒烤：加熱比較均勻緩慢，少產生致癌物。
- 包裹錫箔紙（烤肉架、烤箱）：讓肉類油滴不會滴入火中，產生更多致癌物，也讓空氣中的致癌物不易掉落食物中。
- 吃燒烤物同時飲用大量綠茶（紅茶、咖啡也有一點效果）：可以幫助烤肉產生的致癌物質排出。
- 吃燒烤物搭配水煮青菜或生菜沙拉、水果：食用高溫烹調食物，應供給足量的維他命C、纖維質及抗氧化物質。蔬果總量要為肉量2倍以上，才足夠保護健康。
- 燒烤烹煮務必注重通風，使用抽風機、口罩：高溫（炸、燒烤）烹調食物時的致癌物，不會吸入太多。
- 炒菜使用橄欖油、芥子油等：不易起煙或產生含自由基的油，讓負責烹調者避免吸入含致癌物的油煙。

- 使用時殺蟲劑一定要全副武裝，一旦接觸皮膚，要儘快清洗。
- 蔬果食用前要清洗乾淨，以清水沖洗15分鐘最能去除農藥，蔬果根蒂部含農藥多不要吃；常更換蔬果種類與購買地點，降低吃到含藥蔬果機會。
- 實驗室工作人員務必戴上具活性碳吸附功能的口罩保護自己。

2）減少體內的自由基

適度的放鬆、適量的休閒運動（爬山運動、泡溫泉都可減少自由基）

3）減少飲食中的自由基與毒素

A. 少吃醃漬物、紅肉、雞皮魚皮。

B. 麴毒素：不新鮮的花生、玉米、穀類含致癌的黃麴毒素，不新鮮的咖啡豆含致動物癌症的赭麴毒素；養成把米、開封咖啡冰存的習慣，減少毒素產生。

C. 飲食中過氧化物質：科學家認為，飲食中過氧化物質所攜帶的自由基，是危害人體造成老化與疾病的最大來源！

表1-2：食物經高溫烹飪後可能產生的毒物與傷害

食物中的成分	高溫烹飪燒烤所生毒物	可能的健康傷害
蛋白質類	異環胺等	致癌
油脂類	多環芳香碳氫化合物（PAH）等	致癌
碳水化合物	丙烯胺等	致癌及突變
碳水化合物＋蛋白質或油	過度糖化作用終產物等	老化等多種疾病

儘量不以高溫烹調食物，以超過100℃以上溫度烹飪食物時，都屬於高溫烹調。因此，油炸、油煎、大火熱油快炒、燒烤等，都屬高溫烹調，許多致癌物質即因此產生。高溫烹調時間越長，產生致癌物質越多，尤其炭火燒烤因受熱不均勻容易烤焦（焦黑的部分毒素最多），產生高溫致癌物較多。越薄脆的炸薯片所含丙烯胺越多。

上班族應把外食便當儘量去油，千萬勿吃油炸食物，以免吃到太多不好的油，甚至回鍋油，非常傷身。

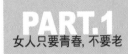

PART.1
女人只要青春, 不要老

Chapter 2

抗老化大作戰-營養篇

》 補充抗氧化系統所需維他命、礦物質
》 要不要自行補充抗氧化補充劑?
》 抗老化藥物
》 膳食纖維與生機飲食
》 奇妙的魚油

補充抗氧化系統所需維他命、礦物質

抗氧化系統是我們抵禦毒物的保鑣、體內廢棄物的清道夫。科學研究認為，它們可能有助人體減緩衰老過程、預防心血管疾病、預防中風。

　　抗老化是目前熱門的話題，但是專家尚不清楚，以合成藥物減緩老化是否會干擾人類天然防癌機制，誘使癌症容易發生？因此，目前而言，天然食物來源是較安全的保養方式。

1.抗氧化礦物質：

　　最為人熟知的是硒、鋅、銅、錳等，但這些微量礦物攝取過量，也會對身體產生毒性，甚至刺激自由基生成，因此，通常不必額外服用。全穀、海產、豆、蔬果含量豐富。攝取補充劑應注意，劑量不要超過每日飲食建議量（RDNA）的1～1.5倍，妳可以從維他命的罐子上得知，妳所補充的量是RDNA的多少百分比。

2.抗氧化維他命：

　　體內抗氧化最重要的三個維他命分別是C、E和β胡蘿蔔素，三者關係密切，工作上還能互相促進功能，一起攝取可能效益更大。（見《圖2-2》）

　　近來初步論文回顧認為，單單以「多服維他命、礦物質」想防治衰老、慢性病，其效果有限。但因為他命素、礦物質本身還有許多維持正常生理功能的責任，因此，基本的攝取量還是不可輕易缺乏。

目前並沒有確定補充這三種抗氧化物能抗衰老或心血管疾病的證據，美國心臟學會2004年發表：

・不建議刻意補充β胡蘿蔔素製劑——過量服用維他命C、E、β胡蘿蔔素製劑，不一定能有更大抗氧化效果，過量反而可能產生危害。

・是否補充維他命C、E製劑仍無法定論——保護心血管效果不明。

故總結來說，以補充劑方式增加維他命C、E、β胡蘿蔔素攝取，對預防心血管疾病沒有額外好處，所以，如果重點只是想保養心血管的人，不應把希望寄託在維他命補充品上，直接從蔬果攝取比較好。

但是如果考慮到其他可能的好處，補充抗氧化維他命丸，初步還是認為可能有其他意義：

- 眼底退化性黃斑病變者：建議每日吃維他命C 500毫克、維他命E400單位、β胡蘿蔔素15毫克、鋅80毫克，有助於預防眼底老化（初步研究）。
- 蔬果攝取不足者：建議應1～2天吃一顆綜合維他命，其中的葉酸（主要來源為蔬菜及柑橘類果物）目前也認為與降低傷害血管的同半胱胺酸、保護血管彈性有關。目前相信葉酸與其他維他命B群同服，效果才會好，因此吃綜合維他命已經足夠。

借用自然中的抗氧化成分

*1.*蔬果保護心血管、防癌、防失智：

流行病學研究發現多吃蔬果的人，比較不會發生癌症、心臟病、老年失智症。美國心臟協會建議應該多吃蔬果，儘量從天然食物中獲得營養素。蔬果少膽固醇、多纖維、礦物質，也含有許多具有抗氧化能力的植物化學因子。

*2.*不削皮蘋果遠勝維他命丸：

美國康乃爾大學發現，蘋果防衰老的作用高於單吃維他命C，每吃100公克的新鮮蘋果，相當於吃1500毫克維他命C的抗氧化作用。蘋果中的酚酸和類黃酮可以抗氧化、防止培養皿中結腸癌、肝癌細胞擴散。這兩種有益物質多含於「蘋果皮」中，因此每天吃一個不削皮蘋果，防老、抗癌作用更高於吃維他命C。

許多人吃水果喜歡削皮，這是很可惜的習慣，因為果皮含的有益物質相當豐富。

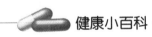
健康小百科

植物化學因子

這是指對人體健康有益的天然植物所含的化學成分，食物中以各種蔬果為最佳來源。種類繁多，包括類胡蘿蔔素、類黃酮素以及其他如引朵類等，具有優異的抗氧化效果，能對抗自由基，進而預防癌症發生。可參考《表2-1：常見抗氧化營養素》

3.一天至少5份蔬果：

　　光吃一種水果吃很多，遠不如每種蔬果都吃到一些。多樣化、顏色鮮艷的蔬果，結合不同種的植物化學因子，抗氧化效果更為加強！

　　其實體重50公斤、中度工作運動量的年輕女性，熱量需要約2200卡，一天甚至應該吃到7份蔬果（3果＋4蔬）。比起這個身體健康的建議，美國心臟協會才建議5份，算是相當基本的量。

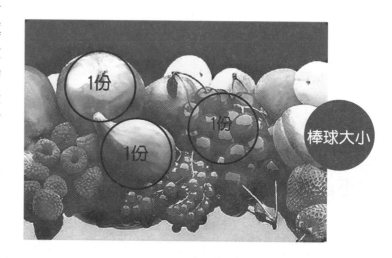

棒球大小

 健康小百科

如何估算分量大小

液體（蔬果汁、優格、奶）
1份＝1杯＝240 cc＝16湯匙，約一個小鋁箔樂利包飲料的容量
1湯匙＝15 cc
固體（菜、水果、肉）
1份＝1杯＝8盎斯＝約225公克＝1碗生菜＝1／2碗熟菜

1茶匙＝5 cc＝小指頭末指節體積
1湯匙＝15 cc＝大姆指末指節體積
（1盎斯＝28.35公克）

1份蔬菜、1份水果的意思是：

- 1個中等大小的水果——如棒球大小的蘋果、橘子、小芒果。
- 1/2個大蘋果、大香蕉、大珍珠芭樂、大梨。
- 1巴掌多的草莓、櫻桃等。
- 1/2杯（約170公克）生、熟、冷凍或罐裝的純蔬菜汁或水果汁。
- 1/2杯熟、冷凍或罐裝的豆。
- 1杯生的葉菜（如果妳吃生菜沙拉）。
- 1/4杯乾水果。

外食或自食族，如何增加蔬果攝取量？

很少上班族有時間能一直算自己吃了多少分量，反而直接設法在日常生活小節上，儘量以好的方式來增加蔬果的攝取，比較可能做得到。

1.在家自食時

- 以水果、葡萄乾代替醬汁來調味沙拉、冷盤、原味優格、早餐麥片。
- 烤麵包挑全麥的，加上果泥、果醬，而非奶油來調味。
- 挑選各種顏色的彩椒蔬果：每次購買的蔬果顏色或種類要與上一次不同。
- 如果無法天天五蔬果，也可「週週五蔬果」，也就是每週吃到5種以上不同類蔬果，好處一樣多。
- 沒空炒菜的人，設法煮很多蔬菜做的湯來替代也很方便。

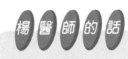

楊醫師的話

心血管保養者的飲食建議

美國心臟協會建議，保養心血管（適合有心血管疾病家族史的人）應每天吃：

- 6份以上的澱粉類食物：6片指頭厚的全麥麵包，或是3碗煮過的糙米、穀類、義大利麵、穀片、澱粉含量高的根莖類蔬菜（如馬鈴薯、地瓜、山藥等）。
- 5份的蔬菜水果。
- 2～4份（＝240cc杯子×2～4杯）的脫脂奶、脫脂優格與低脂乳製品。
- 不超過180克（＝4.8兩）的魚、瘦肉、家禽肉。

特別提醒，吃蔬果時一定要仔細地清洗，以免因為吃到農藥反而有致癌的風險。

- 打含渣蔬果汁當點心，讓家中永遠備有水果頂饑。
- 不要拒絕冷凍包裝、罐裝的蔬果或豆類，對於不開伙的人仍是很好的蔬菜來源，而且家中隨時儲存，臨時要取用非常方便，還可以打成蔬果汁或奶昔。
- 不買自助餐店做好、調味好的蔬菜回家吃：店家是否徹底清潔洗淨農藥？是否添加過多有害調味料與油脂？妳不得而知，反而不如買大廠牌罐頭，較有品管。
- 即使喝現成的沖泡湯或吃泡麵，一定加入罐裝蔬菜。
- 想吃辣嗎？韓國泡菜罐頭做菜比辣肉醬好；炒辣豆腐辣蔬菜，一樣好吃。

2.平日上班外食時

- 飲料應選果汁而不是汽水、咖啡。
- 點心應選水果而不是甜點、糕餅、冰淇淋。
- 選擇好的烹調法：吃馬鈴薯泥比炸薯條好；煮豆腐比炸豆腐好；煮麵比炒河粉好。
- 選擇好的成分：蔬果沙拉優於義大利麵沙拉；豆腐鍋比牛肉鍋好；菜餃（包）優於肉餃（包）。
- 習慣點個燙青菜，最好不加酥油肉醬；店家炒的青菜瀝去湯汁不吃，以免吃到不好的油與調味料。

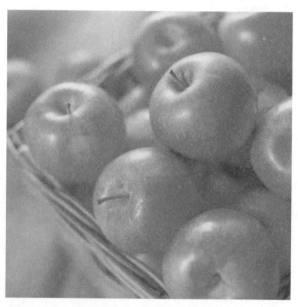

圖2-1：水果的攝取比蔬菜要方便許多，因此外食族不妨自己多買些水果來吃，以補足每人每天蔬果的攝取量。

表2-1：常見抗氧化營養素

抗氧化營養素		可能效用與相關食物
【一】體內需要的抗氧化成分		
（1）β胡蘿蔔素（維他命A先質）	消除自由基、預防眼底老化	深綠色蔬果，如胡蘿蔔、地瓜、番茄、木瓜、紅肉李、芒果、茼蒿、油菜、菠菜、韭菜。
（2）維他命C		芭樂、奇異果、木瓜、柳橙、葡萄柚、青椒、花椰菜。
（3）維他命E		葵花籽油、紅花油、玉米油、黃豆油、小麥胚芽、杏仁。
（4）輔酵素Q10	消除自由基	人體本來就有，但隨著年紀其消化食物合成能力降低。牛肉、雞蛋也有，菠菜、穀、豆有少量。補充劑可幫助化療病人保護心臟。
（5）天然抗氧化酵素		人隨著年紀抗氧化酵素製造量會漸下降，使體內自由基相對變多。大部分的綠色植物都有天然抗氧化酵素，大麥草、綠花椰菜、甘藍菜芽、甘藍、小麥草。
【二】植物化學因子：其他植物所含有益人體成分中具抗氧化能力的物質		
（1）引朵	防癌	十字花科蔬菜，如花椰菜、大白菜、高麗菜、芽甘藍、芥菜、油菜、芥藍菜。
（2）含硫化合物	預防血栓形成、防癌	降低壞膽固醇（低密度脂蛋白）、清除自由基：如蒜素（艾力辛，Allicin）是大蒜含硫有益成分，臭味來源；蔥蒜類，洋蔥、大蒜、蔥都有。
（3）多酚	是植物化學因子中最大的一個家族，而多酚中以類黃酮為最多，類黃酮又包括以下的主要角色：	
	a.兒茶素	巧克力、櫻桃、葡萄、各種莓子、綠茶、葡萄籽、葡萄酒。
	b.花青素	很強的抗氧化物：漿果、莓子、葡萄、紅酒、茶、深色水果皮。
	c.黃酮類	蘋果皮、漿果、果皮、葡萄、洋蔥、橄欖、芹菜、綠花椰菜。
	d.異黃酮	類似女性荷爾蒙、抗氧化效果很低；如黃豆及其製品（豆漿、豆腐）。

抗氧化營養素	可能效用與相關食物	
（4）類胡蘿蔔素	a.番茄紅素	消除自由基。
		番茄、紅色西瓜、櫻桃、李子、葡萄柚、木瓜。
	b. 葉黃素	唯一存在水晶體的類胡蘿蔔素，保護眼睛避免光照使視網膜病變，降低白內障。
		甘藍、菠菜、芥菜、綠花椰菜、玉米、奇異果、葡萄、柳橙汁、胡瓜及南瓜。

注意事項：

• 紅葡萄酒——沒有肝病與高血壓的人，每週可喝1小杯（約30 cc）紅葡萄酒2～3次，尚可促進血液循環。

• 綠茶——是未發酵茶，兒茶素活性最高，含量是紅茶兩倍。一天可喝3～4杯淡茶保健。不建議飲用隔夜茶，易釋出單寧傷害腸胃；飯後半小時內勿喝濃茶，以免影響鐵質吸收。

• 大蒜——新鮮整粒大蒜沒有蒜素，需等大蒜切開、咬碎時才會分解出有益的蒜素。蒜素並不穩定，攝氏56℃以上、暴露空氣過久、照光都會失去活性。所以吃前應該切開拍碎、等一下再吃，但小心生吃易傷胃；拌炒不可太高溫或炒太久。

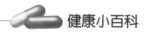 健康小百科

抗老化食物代表速讀

想保養身體整體功能者，加強飲食之基本項目——

• 水果類：酪梨、草莓、檸檬、葡萄、番茄、藍莓。

• 蔬菜類：綠花椰菜、包心菜、胡蘿蔔、洋蔥、蒜、菠菜、地瓜葉、地瓜、牛蒡、蘆筍、洋蔥、白蘿蔔、山茼蒿、地瓜葉、蘿蔔葉、川七、蓮藕、山藥。

• 魚油：沙丁魚等中型海魚（不吃魚皮與內臟的油）。

• 穀類：燕麥、黃豆、紅薏仁、小米、糙米、紅豆、綠豆。

• 益生菌與益生質：活性乳酸菌飲品（如優格、優酪乳；不甜最佳）。

• 飲料：綠茶、紅葡萄汁、白開水、少量紅酒（酒精能否飲用因人而異）。

當紅的排毒飲食幾乎都屬於穀類、豆類、蔬果！只要方向對了，樣式多變化，妳都能吃得健康，不必拘泥在以上這幾樣當中！

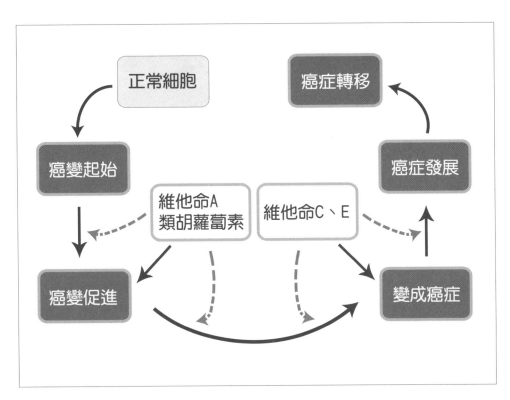

圖2-2：維他命A、C、E，與類胡蘿蔔素等植物化學因子都是抗氧化劑，也都參與防止病變細胞向癌症發展的機制。

要不要自行補充抗氧化補充劑？

要不要自行補充抗氧化補充劑？不同的人有不同的身體需求，聽到什麼好就買來往肚裡吞，有時反而增加身體負擔。許多補充劑的好處來自誇大的宣傳，應儘量從日常生活飲食得到，不僅划算，好處往往也更為完整。名導張毅天天早晨為楊惠珊小姐端上一杯多種蔬果汁，可謂是活生生的人證。

1.一般健康人

種類多變化的新鮮蔬果，好處絕對多過補充抗氧化補充劑！

蔬果還有許多其他附帶好處，是服用單種抗氧化補充劑辦不到的，包括各種維生素，多樣化的抗氧化營養素、膳食纖維，以及好味道、好顏色！

蔬果對人體的好處是經過多年流行病調查所確認，但我們知道的是長期吃蔬果好處多，目前無法知道單吃抗氧化補充劑，是否也對人體的好處一樣多，還須很長的時間與人體研究來證實。

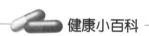 健康小百科

防癌抗氧化蔬果飲食（適合想防癌、幫助控癌的人）

美國國家癌症機構推薦防癌抗氧化物質，呼籲直接多吃蔬果！
- 含β胡蘿蔔素：橘色果皮果肉者，如地瓜、胡蘿蔔、南瓜、香瓜、酪梨、芒果；綠葉者，如甘藍、菠菜。
- 葉黃素：綠葉者，如甘藍、菠菜。
- 茄紅素：強力抗氧化物，如番茄、西瓜、木瓜、芭樂、杏桃（杏子）、紅葡萄柚、血橙（果肉是深紅色）。
- 硒：體內抗氧化酵素必要之礦物質，米、麥都有，餵養米麥的動物肉含量也較多。
- 維他命A：肝臟、地瓜、胡蘿蔔、牛奶、蛋黃、馬茲瑞拉起士。
- 維他命C：各種蔬果、麥片、牛肉、雞肉、魚。
- 維他命E：杏仁、小麥胚芽油、紅花籽油、玉米油、大豆油、芒果、核桃、綠花椰菜。

2.有癌變、病毒帶原者

但如果你本身已經有得到癌症的疑慮，如有癌前病變、高危險子宮頸乳突狀病毒感染，多自行服用抗氧化補充劑有沒有關係？

在此建議增加蔬果的攝取量，每天至少認真飲用一杯含渣蔬果汁當做基本，此外也要有足夠蛋白質、補充綜合維他命，睡得好、降低壓力、不喝酒，讓自己的免疫系統能處於最佳狀態，幫助除癌。

其他如想多補充抗氧化劑，合理劑量、經濟能力許可，當然沒有關係。目前抗氧化物質對癌症的益處都只在細胞研究與動物研究上證實，但畢竟患者沒有時間等待科學證明對於人體研究效果到底如何。不過，一定得提醒想嘗試的人，抗氧化劑或蔬果都只是輔助調節身體而已，正規的醫療絕對不可以放棄，而且補充抗氧化劑應避免只單補充一種，以免產生毒害。

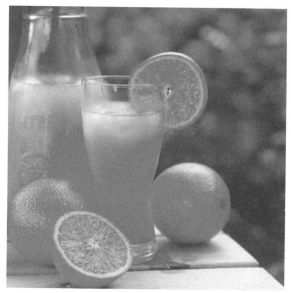

圖2-3：新鮮蔬果含有豐富的抗氧化劑，而一杯健康含果粒渣的蔬果汁可抵大量的蔬菜和水果，讓你輕輕鬆鬆的消化吸收，並獲得其中所含的幾乎全部養分。

目前人體研究所知包括：

- 1993年中國研究：β胡蘿蔔素、維他命E、硒有助健康男女之胃癌高危險群降低胃癌、各種癌症發生率。

- 1994年芬蘭發現補充大量β胡蘿蔔素，對抽菸者反而增加肺癌機會，補充維他命E則沒有幫助。

- 1996年美國研究男醫師補充β胡蘿蔔素與阿斯匹靈，並未降低癌症發生。

- 1999年美國研究45歲以上健康女性，補充β胡蘿蔔素對防癌沒有特別益處或壞處，補充維他命尚在研究中。

抗老化藥物

人體與生長有關的荷爾蒙如褪黑激素、生長激素、睪固酮、脫氫表雄甾酮都會隨年齡下降，因此開始有人以這些荷爾蒙補充抗老化。

1. 人類生長激素（Growth Hormone）：

由腦下垂體前葉所分泌，是組織和器官生長必要的荷爾蒙。美國國衛院贊助研究發現，成人注射生長激素，可以使老化的生理現象逆轉，增加老人的肌肉比例，減少其體脂肪比例；但也有嚴重副作用，包括糖尿病、肢端肥大症（骨頭過度生長）、腕道症候群，在小老鼠身上給予過量，造成腎臟病、心臟肺臟發育不全、早夭。研究人員認為不適合廣泛使用於大眾。目前美國只核准用於治療兒童與成人荷爾蒙嚴重缺乏症。（見《圖2-4》）

2. 褪黑激素（Melatonin）：

效果不明，多用於短暫調整時差或節律性失眠，睡前使用3～5毫克。副作用包括多夢、惡夢、白天嗜睡、胃痛等，孕婦哺乳不宜。

3. 女性補充動情素的荷爾蒙療法：

對某些停經婦女可能有幫助，但從2002年起，這類療法發現會增加乳癌以及血栓風險，目前也不認為它會改善老化速率。

4. 脫氫表雄甾酮（DHEA）：

這是腎上腺製造的荷爾蒙，在體內會轉變成男性與女性荷爾蒙，大約30歲起，濃度便逐漸下降，在特別的疾病如厭食、腎病末期、第二型糖尿病、愛滋病、腎上腺功能不足、重症的人，也都會下降。目前認為，服用DHEA可能有助腎上腺功能不足、憂鬱、紅斑性狼瘡等病人。但是長期服用對身體的影響並不清楚，理論上會擔心增加任何對男性與女性荷爾蒙敏感的腫瘤，如攝護腺癌、乳癌、卵巢癌，所以目前不能下定論。

5.天然黃體素薯蕷皂苷（Diosgenin）：

食物中山藥含有許多成分類似的薯蕷皂苷，因在體內可以轉成DHEA，號稱天然DHEA，目前以「天然黃體素藥霜」的型態在美國上市，也有許多內服、外用女性保養品添加此一成分，但是大量使用安全性不明，效果也沒有科學根據。建議愛美的女性想得到DHEA，直接吃山藥比擦或吃萃取的物質來得安全。吃山藥時，它本身的澱粉與黏性物質也對血糖控制、腸胃都有好處。

2002年，五十一位國際知名研究人員在「美國科學人」雜誌提出一項聲明，提醒大眾市面上沒有任何一樣抗衰老補充劑是經過證實，可以延緩、停止或逆轉人類老化，有的甚至有害。

因此，長期使用以上所提藥物來抗老化，都應審慎與醫師商量，更要小心勿用到假藥，反致傷身。

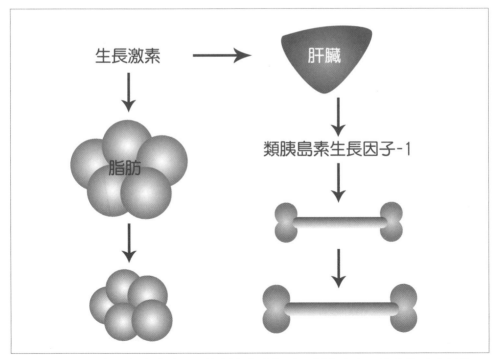

圖2-4：人類生長激素或許可以抑制老化與肥胖，對老人有一些降脂肪比例的幫助，卻也會促進糖尿病、使骨頭肢端肥大。

膳食纖維與生機飲食

膳食纖維（食物纖維）是排毒的主角，可分為非水溶性纖維及水溶性纖維兩類，好處請見《圖2-5》。每人每天應攝取20～35公克的膳食纖維，以100公克熟蔬菜及新鮮水果為例，花椰菜含1.5公克、青椒1.4公克、南瓜1.3公克、茄子與竹筍0.9公克、芹菜0.6公克；梨子2.5公克、蘋果2.0公克、鳳梨1.5公克、橘子0.5公克。無法達到攝取量的人，可以考慮另外補充膳食纖維錠或飲料。

膳食纖維可幫助腸道排毒、減重

上班族因為午餐沒有足夠蔬果，建議早上喝一杯含渣蔬果汁，晚間則直接於餐飲中補充蔬果，選擇的水果可以下表所列為主來變化；容易便祕的人更要注重多纖排毒飲食。

表2-2：多纖排毒飲食大原則（適合想減重、膽固醇或血糖高的人）

主食選擇	糙米、胚芽米、燕麥等全穀類、全麥麵包、馬鈴薯、地瓜。
蔬菜選擇	根莖菜類、高麗菜、小黃瓜、綠花椰菜、芽甘藍、整粒豆類（兩種纖維都有）、海藻類、胡蘿蔔、南瓜。
水果選擇	蘋果、柑橘類、柿子、梨、香蕉、草莓（水果肉多水溶性纖維，要儘量連皮吃，打成果汁時連渣一起喝，才能留下果皮的非水溶性纖維）。

1.膳食纖維的飲品或補充錠無助減重、抗氧化

想減重的人，應該利用含膳食纖維多的食物成分，取代含膳食纖維少的食物成分，如精緻糕餅、油炸肥肉，才有助於降低飲食的總熱量。如果食量與飲食成分不變，只是再多喝含膳食纖維的飲品或補充錠、粉末，目前都未能證實可以減重。

膳食纖維的飲品或補充錠更不能替代真正蔬果的攝取，千萬不要以為喝高纖飲料就擁有蔬果的所有好處。目前衛生署建議的膳食纖維量，是從對人體有益的蔬果量所推算。膳食纖維包括可溶與不可溶性兩種，功能各異，各有重要性，無法互相取代，而吃蔬果還可順便吃到的大量抗氧化物質，這些好

處不是只吃飲品或錠劑就可以得到的。

　　喝或吃膳食纖維的飲品或補充錠能夠增加的好處，最多是發揮《圖2-5》中所列的膳食纖維功能，因此不應有錯誤的期待。且目前尚未證實，飲品或補充錠效果是否與直接吃一樣好。

要不要相信生機飲食？

　　多吃新鮮蔬果是正確的，未來也是農業發展的方向，走向天然防治蟲害的有機耕種，然而它目前在台灣還剛起步，待解決的問題不少，政府、營養學家也都不特別認為需要吃到有機飲食，或是非基因改造食物。

　　但因為生機飲食強調生食、沒有農藥，衍生出一些問題：

- 沒有檢驗：萬一根本還是含有農藥的「假有機」，吃蔬果的好處將抵不過吃到殘餘農藥的危害；因此不論什麼來源的蔬果都應該認真沖洗。
- 沒有認證：此外即使是有機蔬菜，也不能百分之百保證自種子、灌溉水、土壤、生產均合乎有機理念，有機農場環境不能保證完全無污染，隨著風雨而來的農藥、重金屬都可能掉在有機蔬菜上。太過相信宣傳，反而傷害自己。

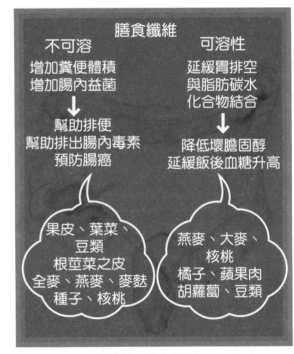

圖2-5：膳食纖維

- 衛生問題：近來數宗大腸桿菌、寄生蟲（廣東住血線蟲、蛔蟲）污染蔬菜的案例，提醒我們蔬果應該認真沖洗，尤其是要生吃的。反過來，炒煮過的蔬菜營養價值其實不會差太多，但卻能殺死蟲卵、細菌。
- 以生機飲食取代醫療：延宕病情治療。

奇妙的魚油

最新的營養學概念不是要完全不吃油，而是講究吃好油，主要包括魚油、橄欖油。

魚油是現代飲食容易缺乏的特殊脂肪酸，人體無法合成，是許多荷爾蒙的先質，參與了許多人體新陳代謝。一般說到魚油，指的是其中富含的Omega-3脂肪酸或稱Ω-3脂肪酸。人體全身細胞膜都有Ω-3脂肪酸，比例可以經飲食習慣而改變。Ω-3脂肪酸在心血管疾病的預防上有重要地位，但許多人服用魚油來降低總膽固醇，其實是誤解，最多是調整膽固醇比例，還是必須配合低膽固醇飲食為宜。

脂肪酸從細胞膜釋放後，會變成碳廿酸（eicosanoids）。由Ω-3脂肪酸會衍生好的碳廿酸（TXA3、PGE3、LTB5），負責抗發炎、保護細胞、使血管通暢；而來自其他食用油的Ω-6脂肪酸，則衍生壞的碳廿酸（TXA2、PGE2、LTB4），刺激發炎、破壞細胞、引起血管阻塞。但並非Ω-3越多越好，適度的食用比例是Ω-6：Ω-3＝6：1。

抗衰老──保護神經功能、心情、智力、心血管、防癌

1.頭腦

改善腦神經傳導，防老年失智、帕金森症。研究發現從年輕就利用閒暇做運動，飲食中脂肪酸以魚類與多元不飽和為主的人，比起那些年輕少運動，或長期從乳製品、奶油中攝取太多飽和脂肪酸的人，頭腦敏銳，記憶力也比較好！

2.心血管

現在早已發現魚油所含Ω-3脂肪酸，可降低肝臟含脂肪量、降低三酸甘油酯，升高好的高密度膽固醇（HDL），故可降低心臟病患發病（猝死、心肌梗塞、腦中風），緩和冠心病（冠狀動脈硬化）患者動脈硬化的發展。現在也認為體內適量的魚油，有助嬰幼兒視力發展、糖尿病患視力保養，對有糖尿病體質者可幫助改善胰島素抗性、調節血糖。

3.癌症

動物實驗發現Ω-3脂肪酸會延緩癌症（如乳癌、直腸癌）的進行。流行病學發現吃魚越多的地區，乳癌發生率越低。

4.改善免疫，有利消炎

降低關節炎、經痛、經前症候群等與體內發炎系統有關的疼痛。改善異位性皮膚炎、過敏、類風濕性關節炎。

魚油對女性的好處

1.經痛、經前症候群

EPA會與細胞膜上Ω-6花生四烯酸競爭，減少Ω-6脂肪酸導致的經痛、噁心、嘔吐、頭痛。

2.不孕

魚油對血栓素抑制作用與阿斯匹靈相似，初步認為會增加不孕患者子宮血流，或可增厚子宮內膜。或許能改善多囊性卵巢症候群的胰島素抗性，改善排卵。

3.懷孕補胎兒

懷孕期間補充，改善新生兒的視力發育和4歲時的認知能力；30週後補充，可以減少早產發生率；哺乳時可幫助新生兒眼、腦、神經發育；胎兒生長不良時，魚油或可改善胎盤血流，改善胎兒體重。

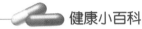 健康小百科

Ω-3脂肪酸攝取量及方式

1. 沒有冠心病的人
   - 每週吃兩次（約170公克，撲克牌大小）以上富含油脂的各種魚類。
   - 多吃含次亞麻仁油酸的植物與植物油（亞麻籽油、大豆油、胡桃油、菜籽油）。
2. 有冠心病的人
   - 每天約1公克的EPA+DHA，最好來自富含油脂的魚類。
   - 是否需另補充魚油製品（膠囊），請先與醫師商量。
3. 需降三酸甘油酯的人
   - 每天約2～4公克的EPA+DHA（醫師指示下服用魚油補充品）。

註1. 1公克g=1000毫克（mg）
　　2. 每顆魚油含多少EPA、DHA要看該品牌成分說明

―――美國心臟協會建議

4.產後憂鬱

大量魚油可能對母親產後憂鬱症或情緒不穩,有預防或治療效果。

5.停經

飲食中 Ω-3脂肪酸高於 Ω-6脂肪酸的人,比較不易骨質疏鬆(但如果吃含高量維生素A的鱈魚肝油,反而會增加骨質疏鬆)。

如何補充魚油

過量補充魚油,會影響免疫系統對抗外來病菌的能力,以及影響凝血功能,因此衛生署建議一般人不超過飲食油脂的三分之一,也就是每日約1～3公克(1000～3000毫克),個子不大的女性可能吃到2.5公克便可;如果為了治病降脂,建議量最多至4公克,有糖尿病體質者勿超過5公克,恐怕反而影響血糖。此外由於自己飲食中也可能吃到魚油,常吃魚肉的人,並不需要完全吃到建議總量,一週如果吃一、兩次大塊魚肉,則補充劑不需超過2公克。

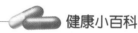 健康小百科

避免食用受污染魚類

- 體型較小的下層食物鏈魚種,如沙丁魚、鱈魚、鯉魚等,相對安全。
- 懷孕婦女、小孩及體弱多病者,避免食用可能含有較多汞的魚類,包括:鯊魚、金槍魚、劍旗魚、鯖魚、鯖魚、鮪魚片及馬頭魚。
- 吃魚也不要吃皮下油脂,可以避開多氯聯苯。
- 重金屬依序積存在魚肝、腎、肉、腦。

　　　　　　　　　　　　　　　　　———美國食品藥物管理局

- 飼養的鮭魚易累積戴奧辛、多氯聯苯,是野生的10倍(蘇格蘭、挪威、冰島最嚴重,其次是北美、智利)。
- 以上檢驗的是連皮生鮭魚,剝皮再燒煮能去除所含的大半污染,故多吃魚不構成健康顧慮。

　　　　　　　　　　　　　　　　　———2004《科學》期刊

切記「過猶不及」，過量可能影響凝血功能，與有抗凝血功能的藥物或食品同服（見下），要與醫師商量並檢驗凝血狀態，以免增加高血壓者出血性腦中風機會（魚油可能預防的是血栓造成的阻塞性中風），與造成經血過多女性加重狀況等。

需小心的併服法：魚油與四物湯、中將湯、八珍湯併用；魚油與銀杏、大蒜精併用；魚油與會防止血液凝固的藥物阿斯匹靈aspirin、clopidogrel、抗凝血劑warfarin、heparin，非類固醇類止痛劑如ibuprofen、naproxen併用（但補充魚油常可降低這類藥物之使用需要量）。

吃素、魚油過敏的人（吃魚過敏的人吃魚油可能也會），想補充Ω-3脂肪酸可以利用大量的次亞麻仁油，含α-次亞麻油酸（Alpha linolenic acid，ALA）在體內會有小部分轉成魚油的有效成分，約6～10份ALA轉成1份EPA、DHA。現在也有些海藻補充品含有DHA，算是素的，可惜少了EPA這種成分，效果會打折扣。

魚油所含Ω-3脂肪酸與女性的許多疾病息息相關，不幸現代飲食普遍攝取不足。此外，注意吃魚卻以煎魚、炸魚形式，往往含有許多會堆積在血管，形成硬化的「過氧化脂肪酸」，油炸本身壞處，恐怕不是吃魚肉補救得回來的！大塊的蒸魚或魚湯，來源衛生的生魚片，是比較健康的吃法。人體雖可將ALA作用後產生EPA和DHA，但效率並不明顯，直接由食物獲得比較有效！所有的魚都含有DHA與EPA，但含量受環境、魚種影響很大。建議中小型海魚最佳！

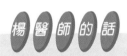

楊醫師的話

生活中常見的Ω-3脂肪酸包括：

- alpha-亞麻仁酸（α-linolenic acid，簡稱ALA）：存在亞麻仁籽、南瓜籽、核桃仁、油菜（Canola，加拿大研發的品種）、大豆油、深綠色蔬菜等之中。
- 至於魚油所含的Ω-3脂肪酸：EPA、DHA。

健康飲食大彙整

	優	劣	備註
烹調方式	水煮、涼拌、蒸、快炒、鋁箔紙烤箱慢烤。	煎、炸、大火燒烤。	含自由基之油煙吃入與吸入都一樣不好。
調味方式	醋、檸檬汁、胡椒、薑、香辛料、各種香草、少量果糖（甜度高於蔗糖）、葡萄乾、核果堅果粒；越新鮮的食物風味越佳，越不需調味料。	糖、鹽、醬油、味精；酸味可降低鹹味不足的感覺。	多利用天然食物的風味來調味，練習欣賞食物的原味。
烹飪調味之油脂	橄欖油、玉米油、油菜籽油、麻油、薏苡仁油等單元不飽和脂肪酸；亞麻仁油等Ω-3多元不飽和脂肪酸；而大豆油、葵花油、花生油是普通多元不飽和脂肪酸，不宜多吃。	豬油、牛油、人造奶油（乳瑪琳）、酥油、棕櫚油、椰子油在糕餅中很多；速食與小吃店的回鍋油非常不好。	油脂再好仍應適度，每日20公克已足夠，勿超過45公克；乳癌、大腸直腸癌都與壞油有關。
碳水化合物內容	低升糖指數食物：糙米、燕麥、薏苡仁、全麥、黑麥及其製品（市售黑麥、全麥麵包多半含許多白麵粉）、紫米、山藥、玉米、蓮藕、豆類及其製品、通心粉、義大利麵。	高升糖指數食物：精製米麵粉食品——中外糕餅、白麵包、鬆麵包、糯米製品、稀飯、燒餅、油條、饅頭。	升糖指數高的食物讓人血糖、三酸甘油脂上升，易胖、情緒不穩、易餓、睡不好；約占熱量六成即可。
	含纖維多的食物；含蛋白質多的食物；較大植物顆粒製成的食品（粗麵包、硬麵包）。	加工越精細、加工溫度越高的食品。	

	優	劣	備註
蛋白質食物內容	中型海魚（鱒魚、鮪魚、鯡魚）應每週兩次，雞、火雞（少吃皮、內臟以免吃到污染毒物）；豆類及其製品。	牛、豬、羊、內臟、皮、肥肉。	牛、豬、羊之瘦肉含油量仍高；女性每天約60公克。
液體食品	含渣無糖蔬果汁、低脂無脂奶、少量紅酒（每日30～45cc）、不要忘記白開水是最好的解渴飲料。	稀釋加糖果汁、含糖碳酸飲料（汽水可樂）；維他命C飲料使用苯甲酸鹽，可產生有害身體與月經懷孕的苯。	長期高溫儲存之塑膠保特瓶裝水，可能產生有害物質銻。
蔬果	儘量洗淨連皮吃，或打成含渣果汁，每天約3小碟不同蔬菜，2份棒球大小水果，至少1份含維他命C（番石榴、橘子、柳丁、葡萄柚、柚子、芒果）。	太甜的不吃太多，升糖指數高，如鳳梨、甘蔗。	每日所需膳食纖維約20～30公克；天天多種顏色，五蔬果是防癌、防便秘大法。
點心	低脂少糖之優格、優酪乳、乳酪、蒟蒻食品、黑巧克力（純度＞70%）、純水果、果汁或果泥做的點心（與優酪乳搭配風味佳）。	任何中西式蛋糕、餅乾甜點。	每週小嚐一回不算過分，快樂也很重要。
保存方式	新鮮、冷藏、冷凍、真空、充氮包裝；米、咖啡豆開封後最好冷藏。	醃漬、反覆長期烹調。	花生類製品易生致癌黃麴毒素，寧可少吃。
食物比例	多蔬果、多全穀、少油、少鹽、少精緻食品。		

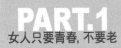

PART.1
女人只要青春, 不要老

Chapter 3

抗老化大作戰-體能篇

》 常保持好體能
》 體適能計劃

常保持好體能

健康指體力、心智與社群上都康寧的狀態——現今對於健康，特別講究體適能，也就是身體的適應能力，期待人可以精力充沛而警覺地日常工作，還有餘力享受休閒、應付突發狀況。

表3-1：擁有良好體適能的收穫

內在	減緩老化、預防疾病	生理年齡比實際年齡年輕
外觀	體態優美、身形健美	勻稱的體型與姿態
心態	能享受生活、樂在休閒	忙碌工作後，能盡情休閒，生活品質優
能力	可接受挑戰、壓力	精神體力好，人際互動佳
反應	能對付危急突發狀況	應變敏捷、快速

何謂體適能

體適能包括與健康有關的「健康適能」，以及與運動有關的「運動適能」，做為我們平日保養身心標準的參考。需經過長期規律地體能運動，健康正常的生活方式，人才能得到好的體適能。

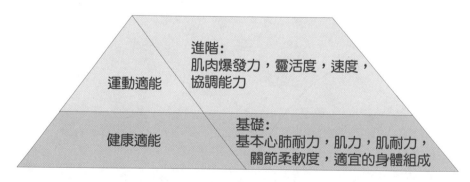

圖3-1：體適能示意圖

簡單來看，基本的健康適能目的是要達到以下目標：

· 強化心臟血管機能、降低血中低密度膽固醇量，防治動脈硬化、冠心病、高血壓、低血壓。
· 強化呼吸功能，改善氧氣利用，使人不易疲勞，體力充沛。
· 控制體重、減少體脂肪，預防肥胖。
· 修飾身材、體態、姿勢。
· 改善肌肉機能、防治骨質疏鬆。
· 增強抵抗力，調節荷爾蒙。
· 防治失眠，協助抗壓、增強自信。
· 增加工作與休閒能力。

表3-2：選擇不同的運動達到不同的目的

運動方式	增強心肺耐力	增強肌力	改善柔軟度	降低體脂肪
有氧舞蹈	很好	好	中等	很好
游泳	很好	好	中等	很好
慢跑	很好	中等	差	很好
騎自行車	很好	中等	差	很好
健行、爬山	好	好	中等	好
快走	好	中等	差	好
跳繩	好	中等	差	好
伸展柔軟運動	差	差	很好	差

以上所列體能，往往已隨著年齡悄悄退步，尤其是從事靜態工作的人，不知不覺內在耐力已經趨於老化，動輒喘噓噓、扭傷、拉傷，肥肉也逐漸上身。

體適能的五大要項

體適能可簡分為五大要項，各代表身體的不同功能。

A **心肺耐力**：30歲後心肺耐力會開始衰退，長期靜態工作、飲食過量的人更加嚴重。如果不知心肺耐力狀況退步時，貿然劇烈運動、跑步，會增加過多心肺負擔，導致危險。心肺適能佳，可使運動持續較久而不疲倦，也使平日工作能持久有效率，避免各種心血管疾病。

B **肌力**：20幾歲後逐年衰減，50歲後加速衰退。肌肉無法發出適當力量時，容易產生肌肉疲勞，有些動作變得吃力，使工作效率降低、姿勢不良，因而發生運動傷害、下背痛等。

C **肌耐力**：和肌力一樣，預防傷害，維持正確姿勢、優美體態。開車、走路，都靠肌耐力支持，是生活品質、工作效率的指標。

D **柔軟度**：20歲以後關節柔軟度開始減退。靜態工作肢體活動範圍變小，柔軟度變更差，導致動作不協調，且易姿勢不良，容易扭傷、拉傷。

E **身體組成**：從體內脂肪百分比瞭解肥胖度。

以上狀態好壞，可用一些簡單方式，自己測量出來有沒有進步。

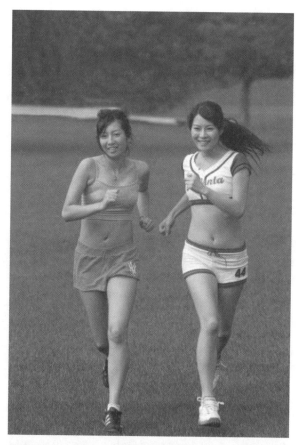

圖3-2：規律且不間斷的慢跑或快走、騎單車等運動，除了可以改善及增進心肺功能之外，也有助於全身性的肌力與肌耐力的維持或提升。

表3-3：體適能測量要項

測量要項	代表意義	自己可做的測驗方式
心肺耐力	心、肺、血管、組織運用氧氣的能力，與肥胖、疲倦、心血管疾病有關，心肺耐力佳能有效利用氧氣，活動力比別人強。	· 女性連續跑走達800公尺。 · 3分鐘登階測驗後的心跳次數。（見P.58上圖）
肌耐力	肌肉維持某一程度肌力時，能持續用力的時間或反覆的次數。	· 1分鐘屈膝仰臥起坐所做次數。（見本頁下圖）
肌力	耐力足夠肌力便會強健。	· 30秒屈膝仰臥起坐所做次數。
爆發力	肌肉一次收縮產生的最大力量，運動員比較需要注重。	· 立定跳遠：於起跳線後雙腳張開與肩同寬，膝關節彎曲，雙腳同時躍起、同時落地。
柔軟度	關節所能伸展活動最大範圍。	· 坐時腳伸長身體前彎程度。（見P.58下圖）
身體組成	體脂肪率、身體質量指數（BMI＝體重幾公斤÷身高幾公尺÷身高幾公尺）。	· BMI＝18.5～24，屬正常；＞24，過重；＞30，屬肥胖。

1分鐘屈膝仰臥起坐次數（肌耐力）

平躺軟墊上，雙手胸前交叉，雙膝屈曲成90度，找人按住受測者腳背協助穩定，計時60秒。

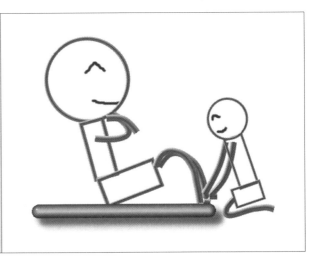

3分鐘登階測驗（心肺耐力）

動作1：先以右腳登上臺階。
動作2：左腳隨後登上，使臺階上之
　　　　雙腿伸直。
動作3：左腳由臺階下到地面，接著
　　　　右腳下來地面。

共3分鐘後，測量1分～1分30秒、2分
～2分30秒、3分～3分30秒，共3個30
秒的手腕脈搏跳動次數，跳越快者表
示心肺負擔越大。

（不能運動者、有心臟病、腎臟病、
肺部疾病、關節炎、腿肌受傷、高血
壓、糖尿病、懷孕婦女皆不宜測驗）

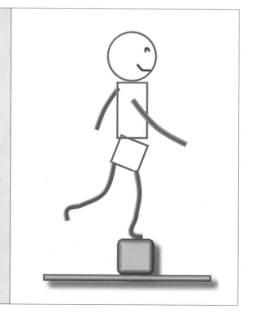

腳伸長，坐時身體前彎程度　（柔軟度）

・坐於地面，雙腳打開與肩同寬。
・膝蓋伸直，腳掌抵緊牆壁上固定緩
　衝物。
・自然緩慢向前伸。
・兩中指所伸到最遠距離，暫停2
　秒，以手抓尺測量與壁面距離。

（腰痛、下背脊椎痛、後腿肌肉扭
傷、懷孕皆不可測驗）

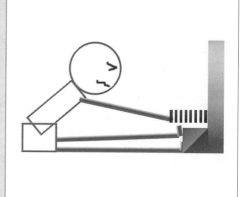

表3-4：成人身體質量指數標準

分　級	身體質量指數
體重過輕	BMI < 18.5
正常範圍	18.5 ≦ BMI < 24
過　重	24 ≦ BMI < 27
輕度肥胖	27 ≦ BMI < 30
中度肥胖	30 ≦ BMI < 35
重度肥胖	BMI ≧ 35

（衛生署提供，但體脂肪的比例、腰圍的大小也是重要參考，請參見 P. 142～P. 151）

正確的規律運動可以抗衰老，提高生活品質

運動對精神、身體的好處很多，包括能放鬆壓力、改善睡眠與情緒、預防心血管疾病、幫忙控制血糖、促進免疫力、伸展筋骨、降低急性扭傷、改善體型等，但是運動也會產生自由基，不當的過度運動，則使得體內生成大量自由基，導致疲勞痠痛，免疫力反會下降。

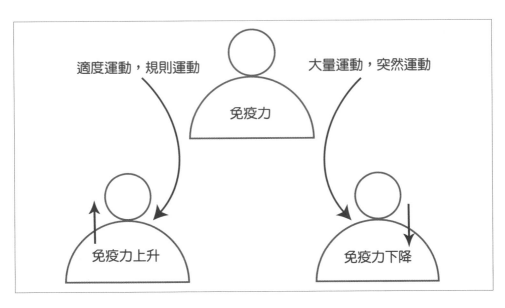

適度運動，規則運動　　　　大量運動，突然運動

免疫力

免疫力上升　　　　免疫力下降

體適能計劃

臺灣婦女長期不夠注重運動。家事頂多只是日常活動，不能算是運動，耗費能量少，也易因固定姿勢而造成腰酸背痛。女性一定要為自己安排運動計劃，才能打造結實的體態與開朗的心胸。

此外，在臺灣威脅死亡因素的排名比例中，糖尿病是女性唯一高過於男性的疾病。缺乏運動會讓有糖尿病體質的人更不易穩定血糖，也讓社會壓力下心情比較容易不穩定的女性更為焦慮憂鬱。

抗氧化能力可以被調整

運動時，身體大量運用氧氣，會產生比平常多的自由基。但目前認為，每天規則運動，或遵循「體適能333計劃」的建議，其實還可促進抗氧化酵素系統功能，消除多出來的自由基不是問題，所以身體的抗氧氣能力是可以被調整的。

運動之外，如果也有「天天五蔬果」的建議，便足夠清除運動帶來的自由基！

萬一運動量突然增加時，則應另外補充一些維他命E（約100到200IU），可以有助運動後自由基的排除。

美國老化醫學學會建議，40歲是關鍵年齡，40歲以上的人抗氧化酵素系統功能已經下降，要特別注意因認真運動帶來的自由基傷害，也就是——避免做太過激烈的運動，避免平日不運動，突然週末大量運動。

表3-5：體適能計劃

體適能333計劃	・每週最少運動3次。 ・每次運動最少持續30分鐘。 ・每次運動能使心跳＞每分鐘130次（喘氣與留汗）。
誰需要加強體適能？	滿30歲；不運動的辦公族；骨骼或關節有問題、腰痠背痛；活動量小；體重過重；喜好精緻食品與高熱量美食；血壓不正常、高血脂、心血管疾病；體力差、肺功能不佳容易喘、易疲勞；希望保持健康、抗衰老的人。

女性的重要運動

1.凱格爾式運動－保養生殖道

凱格爾式運動也是產後運動的一種，目的是：

- 訓練陰道與骨盆底部的肌肉收縮，促進強度，故而可以改善膀胱下垂與陰道鬆弛程度、改善尿失禁。
- 促進骨盆血液循環、改善頻尿、改善性生活，幫助女性容易達到高潮。
- 練習瞭解並控制自己的陰道肌肉，幫助陰道痙攣無法進行性生活的女性放鬆，可參見「Chapter6：美好性生活」。

■ 凱格爾式運動的方式

- 先抓感覺：方法是解尿解到一半時，想辦法停住解尿，這時你用力縮緊的肌肉包括尿道、陰道，甚至肛門用來收縮的肌肉。反覆練習直到能很快停止解尿。
- 強力收縮：躺下來，把方才憋尿用到的收縮肌肉，用力收縮到最強，並持續收縮5秒以上（越久越好），然後再完全放鬆。

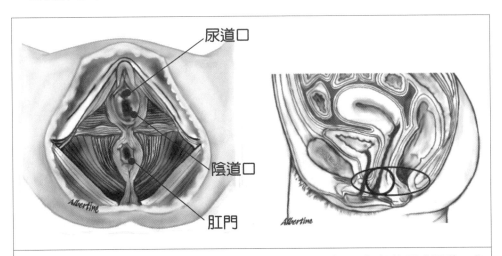

圖3-3：凱格爾式運動訓練之肌肉從底下看、從側面看，可知凱格爾式運動，收縮了圖中包圍著尿道、陰道、肛門口的括約肌，以及這些肌肉旁邊的肌肉群，這些都具支撐骨盆底、陰道、膀胱的功能。

- 會做以後，練習快速的收縮→放鬆→收縮→放鬆。
- 用來治療問題的人每天至少十幾次。
- 做對時，妳可以一邊講話一邊做，而不是憋氣讓骨盆變得更下垂。
- 等到熟練時，任何休息的姿勢（趴著、側躺、坐著、站著）都可以做到。

2. 有氧運動——耗能、防肥胖、訓練心肺

同前體適能333計劃。沒有耗能，30歲後容易脂肪上身，各種運動之耗能程度請見「Chapter8：年過三十的體重控制與飲食」。

白天運動比較能夠幫助睡眠，假日則可郊遊爬山，並補充維生素。如果怕熱，在健身房的跑步機對著陽光快走也不錯。沒空上健身房、運動場，則家中買個跑步機吧！

3. 彼拉提斯（Pilates）、瑜伽等肌耐力運動——護背兼放鬆

老一輩總說坐有坐相、站有站姿，這已經有著彼拉提斯運動的精神。其他如瑜伽、太極拳，也是很好的舒展運動，妳可以參加這類團體訓練班。以下介紹大家還不太熟悉的彼拉提斯。

彼拉提斯可以說是「高級床上運動」，結合了瑜伽、氣功、太極、希臘羅

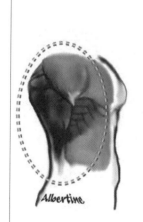
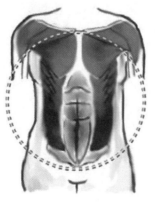

圖3-4：彼拉提斯運動訓練之肌肉

圖中從側面、正面，可見到支撐背部的肌肉與前方上腹、小腹的肌肉息息相關，這些都是彼拉提斯運動要訓練的核心肌肉群。

馬運動術等，加上對人體醫學的瞭解發展出的溫和運動，著重呼吸與腹部運動的配合，而不是一般容易長肌肉的負重運動。

　　主要經由墊上與器械運動，訓練支撐身體體態、脊椎的核心肌肉，恢復核心肌群保護脊椎的功能，並延展四肢、雕塑體形體態，改善全身重要活動肌肉支撐的力度、柔軟度、堅韌性，但並不是用來幫忙減重的。

■ 適用對象

- 餵奶、常常抱小孩、搬重物的女性。
- 彎腰駝背、缺乏舒展活動的上班族。
- 慢性腰背痛。
- 注重體形（局部肥胖）者。
- 注重體態（坐、站姿勢）者。
- 壓力過大、缺乏運動者。

■ 為什麼要做彼拉提斯運動？

- 改善腰痠背痛（降低70％背痛復發率）。

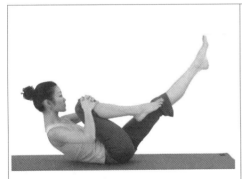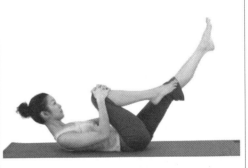

圖3-5：常見彼岸拉提斯動作範例示意

典型的彼拉提斯約有45分鐘至1小時的運動，包括30種動作，以訓練核心肌群為主。核心肌群的功能健全與否和背痛的發生有很大關係；核心肌群指包圍在軀幹周圍，負責保護、穩定脊椎的肌群肉，特別是位於深部的核心肌群。

- 增加肌肉關節協調、平衡、靈活。
- 矯正不良姿態。
- 加強心肺功能。
- 鍛鍊小腹雕塑曲線。
- 訓練精神專心一致。
- 放鬆心情幫助舒壓。

　　目前許多醫院復健科都設有此一課程，使用相關工具，幫助慢性下背痛、運動傷害病患促進肌力。只想保健的人也可找得到書或錄影帶，在家自我學習。

4.整體運動的安排

每週一次激烈運動與伸展運動	
協調力防 跌傷扭傷	快跑、拳術；瑜伽、 彼拉提斯運動、墊上 舒展運動、太極拳等

每週三次30分鐘耗氧的運動	
促代謝與 心肺功能	快走、慢跑、爬山、游 泳、跳舞、韻律舞、自 行車等

每天固定從事大肢體的活動	
維持基本 體能代謝	爬樓梯、散步、修剪花 木、整理家務、仰臥起 坐等，與凱格爾保養運 動

註：無法一次運動滿30分鐘時，可以分開運動，一天滿30分仍然有助健康。

Chapter 4

抗老化大作戰-抗壓篇

》常保好心情、好精神
》妳憂鬱嗎?

常保好心情、好精神

臺灣婦女長期被母親、妻子、工作所包圍，花在家事孩童照顧的時間多，鮮少注重個人休閒，甚至被迫放棄個人活動，更缺乏舒解壓力的管道。這些潛在的壓力，都會影響身體，生出較多自由基，免疫能力也下降，促使小病不斷，也容易產生大病。

愛家人要先愛自己，爭取屬於自己的空間，好心情才能帶來好身體，好身體才能讓妳得到有貢獻又愉快的家庭生活。

妳是不是壓力過大？

許多女性遇到亂經與心悸，往往更加恐慌，是否更年期已經到來？事實上對於女性而言，月經反應了人基本的健康狀態，當月經異常卻找不到荷爾蒙與結構問題時，接下來便要檢討──是否最近生活或飲食太不正常？心理壓力過大？

1.壓力引起的身體變化

表4-1：壓力大時，常出現的短暫症狀（以身、心來分類）

身體症狀	心理症狀
• 長期感到疲勞，身體感覺筋疲力竭。 • 胃不舒服或痛，手心出汗。 • 忽然喘起來、心悸。 • 體重增加或減少、噁心、腹瀉。 • 頭痛、肩頸僵硬、背痛。	• 當人對妳指使時會發脾氣，對小事生氣、自責為什麼要忍受這些指使。 • 喜歡譏諷別人，用負面態度看事情，容易激動、多疑。 • 感到被困住、感覺無助、無力感、罪惡感。 • 失眠、憂鬱。 • 做事的方式比以前冒險。

壓力是萬病之源，壓力讓人免疫系統失調、容易變胖、失眠。當妳出現壓力大時的短暫症狀，表示那時的壓力已經超出妳忍受的程度，務必設法舒壓改善心情（見本章之「好的舒壓法」）。

如果發生因壓力引起的疾病，則壓力已經影響到健康，則務必設法舒壓改

善心情（見本章之「好的舒壓法」），考慮休假；如還是沒有改善，則應找心理師或醫師談談！

以下是各種可能因壓力引起的疾病，這讓我們瞭解，就算沒有實質的病灶，壓力往往已經讓現代人病痛纏身，也可以使小病變大病。

表4-2：因壓力引起的身體徵兆或疾病

種類	身體徵兆或疾病
體重變化	肥胖（壓力會讓人吃多，參見「Chapter8：年過三十的體重控制與飲食」）、變瘦。
婦產科異常	經痛、月經過期不來、異常陰道出血、亂經、不孕、更年期症候群。
神經肌肉疼痛	偏頭痛、緊張壓力性頭痛、肩頸背痛（壓力導致全身繃緊）、全身肌肉關節疼痛、類風濕性關節炎。
自律神經失調	心悸、胸悶、喉頭發緊、喉頭有異物感、吞嚥困難。
心血管疾病	高血壓、心律不整、血管硬化、心絞痛、甚至心臟病發。
腸胃道問題	口臭、口腔破皮發炎、磨牙、食道逆流、胃十二指腸潰瘍、大腸激躁症。
性功能障礙	男性不舉、女性缺乏性慾。
皮膚異常	青春痘、牛皮癬加重。
免疫力退步	B型肝炎帶原者肝功能惡化、愛滋病帶原者疾病惡化、疱疹發作。

2.壓力的類型

什麼狀況讓一個人的身體感到壓力，進而釋放出壓力荷爾蒙影響身體健康？

- 心情激動：生氣、焦慮、憂鬱、害怕、擔心、罪惡感。
- 休息不足、工作過度：體力、腦力使用過度；運動量過大。
- 睡眠不足：失眠、睡不飽、太晚睡、睡眠週期紊亂（日夜顛倒、輪值三班的時間不固定）。
- 外來壓力：手術、受傷、環境過熱或過冷、毒性物質。
- 內在疾病：慢性疾病、發炎、感染、疼痛。

其實適度的壓力並不會影響身體健康，有時反而是工作上的助力，端看如何去運用與排解。

促進好心情

　　人面對壓力所受的影響與每個人的反應，受到幾個因素影響，包括遺傳體質、過去經驗、對壓力的認知、適應壓力的方式、身邊親友的支持程度。

　　其中「找出適應壓力的方式」，最能迅速達成一定舒壓效果。找出適應壓力的方式大致有三個方向：（1）處理造成壓力的來源；（2）各種舒壓方式；（3）健康的生活型態。以下提供舒壓方法的參考。

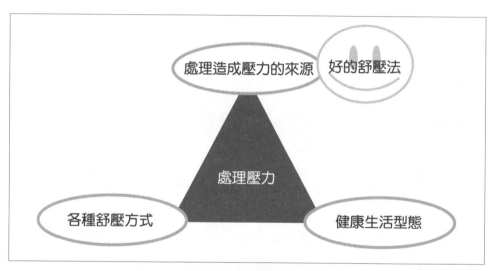

圖4-1：處理壓力的方法

1.處理造成壓力的來源

正面舒壓法	負面舒壓法
利用好的舒壓法	不要做壞的舒壓法
聽音樂、與寵物玩、大笑、大哭、與朋友出門走走、泡澡、淋浴、創作型活動（寫文章、畫圖等）、宗教活動（祈禱、上教堂、上廟宇等）、運動、戶外運動、與姐妹密友討論自己的壓力問題、種盆栽、修理或整理東西、練習深呼吸、靜坐、肌肉放鬆。	批評責怪自己、開快車、咬指甲、脾氣暴躁、攻擊他人、丟踢東西、吃太多、吃太少、喝很多咖啡、抽菸嚼檳榔、喝酒、對家人朋友大吼、服鎮定劑、躲避社交場合。

好的舒壓法，可運用下列方式：

■ 第一步「做舒壓日記」

找個本子，把每個讓妳不舒服的事件記下，並寫下自己反應的負面方式。舉例來說，當感覺自己被同事瞧不起時，妳跑去大吃一頓，或許當時一時忘記不應該如此反應，但如果每天規定自己做舒壓日記，回想當天發生的事，可以（1）警惕自己避免再犯；（2）發現自己有沒有逐漸進步或退步；（3）自己壓力的來源大多是哪一類事件？幫助自己或心理師瞭解發生的潛在原因。

■ 第二步「放鬆技巧」

當某一事件激發妳負面的情緒現象（如P.66上述心理症狀）時，會激發身體正常的壓力反應，身體遇到負面情緒，就當作好像有外來敵人攻勢一樣，為了應付敵人威脅，許多壓力荷爾蒙大量分泌，肌肉也跟著繃緊，負面情緒進一步加重。原始人靠著這樣的反應存活，現代人卻會因為這樣反應造成身體傷害，促進衰老。

現在有許多專業心理師，能教人面對負面情緒時的放鬆技巧，以降低身心壓力。簡單地說，妳應尋求心理師幫助，練習下面的進階項目，好在負面情緒出現時，放鬆自己。

• 放空腦袋：什麼都暫時不想。
• 拒絕非理性：避免放大負面情緒。
• 解決問題：看出壓力代表的意義，思考如何對付它。
• 改善溝通：降低因溝通不良導致的壓力、改善溝通能力。

1）放空腦袋

什麼都暫時不想，包括現在面對的負面情緒，使壓力容易退去。

練習集中一種妳的負面情緒，一直想像它，然後突然拋開不想，重複練習，久而久之，這種負面情緒便比較不易出現，或至少出現時，比較容易被拋開。如：「他不愛我，我的世界就崩潰了」。

A. 想很悲慘的事：一種最對妳形成壓力，一直出現、影響日常生活的想法，而妳希望自己不要這樣下去。

B. 想像：閉起眼睛，想像一個狀況讓這個想法出現，並集中精神完全只注

意這個想法。

C. 打斷：想辦法嚇自己一跳，如設定鬧鐘3分鐘後響，鈴聲一響便站起來抬高兩手臂大叫「走開！」，好像要嚇阻壞人一樣。這便是妳告訴自己要放空思緒，什麼都不要想的暗號。讓腦袋至少30秒什麼都不要想，妳可以盯住鐘面數秒，萬一想法飄回來，再大叫一次「走開！」

反覆練習，等到妳確定自己的負面想法可以被自己所吆喝走開時，開始練習以正常的音量說「走開」，再反覆練習；等到妳確定自己的負面想法可以被正常音量指揮走開，開始練習以輕聲說「走開」，再反覆練習；等到妳確定自己的負面想法可以被輕聲指揮走開，開始練習腦中想「走開」。最終，妳可以在這想法出現時輕易讓它走開。這樣的練習也會使人比較能面對自己原本覺得可怕到不敢去想像的事，「多想」反而會讓人理性。

2）拒絕非理性

避免放大負面情緒，不要總是認定自己處於最壞的結果，也不要用錯誤的負面態度面對每一個結果！

A. 寫下發生的事情，儘量客觀地陳述事實，「早上我打電話到老公辦公室找他講話，他聽完說了一兩句話，很快就掛電話了」。

B. 寫下妳因此發生的負面想法（認知），儘量主觀地陳述妳的觀察，並寫妳的結論、判斷、預測、憂慮之處，「他對我說的話沒有興趣，他很冷淡，我感覺他不再愛我，我們的感情完了」。

C. 條列出妳的負面情緒（感覺），如生氣、憤慨、沮喪、沒有價值、受侮辱，「悲傷、慌亂」。

D. 讀讀上面三項，練習做理性分析——

· 這樣的想法是否合理？【不合理，他從頭到尾並沒有說過他不愛我】

· 有沒有其他的想法比較理性？【他在忙，他老闆在一旁】

· 有什麼證據支持妳最初的想法為錯？【他曾說這幾天工作壓力很大】

· 這事件帶給妳的最糟結果是什麼？真正可能的結果往往比想像不嚴重，
【他對我很不高興，他覺得我不應該打擾他上班】

· 這事件純粹是妳個人感覺認知所導致的嗎？「感覺認知」並不等於「現實」。【他沒有說他不愛我，是我感覺到的】

E. 改變自己的負面情緒，改變妳的感覺認知，把剛才分析的現實取代感覺認知，再重新看待整個事件，試著以正面態度面對這事件。【下次問問他是否

上班不方便接聊天電話；告訴他我感覺很受傷，請他至少說明他很忙再掛電話，但我以後也會尊重他的工作習慣】

3) 解決問題

看出每件產生壓力的事所代表的各個意義，思考如何對付它？

A. 判斷：從每個角度來確認發生壓力事件對妳的影響，包括必須採取的行為、產生的負面想法、負面感受、身體的反應。如【丟了工作時的想法】應該包括──「需要去找新工作」、「賺多少錢才能夠養自己」、「哪些休閒必須暫停」；「我不會找到新工作的！」；「我感覺憤怒、不公平、憂慮！」；「我失眠、胃痛」。

B. 策劃：可以到哪裡找工作？萬一無法找到最理想的工作，還有什麼工作可以選擇？考慮所選工作對於未來生活規劃，如收入、生活型態的影響。

C. 行動：決定要先找的工作之後，開始去行動，只有解決問題能讓妳真正脫離壓力！

4) 改善溝通－情場、夫妻、職場

改善自己的溝通能力。不要言行間讓別人感覺有敵意、被侵犯，就可降低因溝通不良導致的壓力。溝通有三種，被動式溝通、積極式溝通、果決式溝通。如果過度使用前兩種（被動式、積極），會對人際關係有不良影響，造成同僚、朋友、妯娌、配偶之間的誤解。

A. 被動式溝通：保留自己的意見、感受、需求，不願意說出來。人多半在長官之前會如此保留，但如在平輩間也是如此，容易感到自己對很多狀況失去掌控權。

B. 積極式溝通：完全言明自己的意見、感受、需求，但是建築在他人的痛苦之上，使別人往往認為妳是個「嚇人的、愛頤指氣使的、粗魯的」人。這種方式容易得罪他人，因而不自覺間招惹來許多來自對方的敵意，再反過來變成自己的壓力。

C. 果決式溝通：以關心、委婉、客氣的方式言明自己的意見、感受、需求。通常這是比積極式溝通或被動式溝通好很多的方式。

※ 應用「果決溝通」

對於產生壓力的時間地點狀況，與發生問題的對方做果決且確定的討論，可以減少許多不必要的壓力。請根據下面的原則與舉例，自己設想需要解決的問題來多加練習。去除任何溝通之前都應該先想好劇本，並且自

己先用聲音把預定的內容念出來，畢竟沒有人天生是溝通高手！多念幾次、多用幾次，妳就容易熟能生巧。

2.各種舒壓方式

當然舒壓方式只能有限度地解決壓力，應該還要配合減少壓力來源（更換

「果決溝通」應用	例子
自身權利： 從維護自身權利的立場出發，說清楚自己的需求，心中確定自己要達到的目標，當作與對方交涉的底限。	我要讓他瞭解自己的感受，順便觀察他是否注重我的感受，並且預防類似事件再度發生。
專程檢討： 要專程挪一段時間、一個場地來與對方檢討發生的問題，除非是需要馬上反應的事。	我有事情要和你談，請空出一小時。
簡單明確： 告訴對方問題時，不要假設他應該已經知道什麼，應該用簡單明確的話向對方說明自己看到的問題所在。	週一早上11點我打電話給你，告訴你我心情不好，你只有說：「不要胡思亂想」就掛掉了。我不知道你為什麼有這樣的舉動？
以我開始： 形容問題的技巧，要說「我」如何如何…，而不是「你」如何如何…，以你為開頭的話比較像在指責對方。	如說「我希望你問我為什麼難過，我覺得不受重視。」而不是「你沒有關心我，你傷害了我」。
清楚表達： 要清楚表達自己的需求，內容儘量簡短，但要明確。	用「請你在掛電話前說明自己很忙再掛斷，讓我知道你不是在生氣或不關心我」，而非「你要多關心一下我的感受，不要只想到自己的工作」。
讓對方瞭解這是對雙方有益的要求	我想念你，但是你如果告訴我你在忙，我會儘量電話中長話短說，不會因此胡思亂想，不會一再打電話。

「果決溝通」必須配合果決的肢體語言——視對方的眼睛；上身坐直或站直；聲音清楚、穩定且確定；說到最重要的部分要配合表情與手勢；切記不要輕聲細語或喃喃自語，或聽起來像在徵求、哀求同意；不要用抱歉的語氣說話。這些也需要平時就先演練。

工作性質、減少工作量），尋求臨床心理諮商師的幫忙（尋求發生壓力的原因，以及瞭解自己之所以被壓力影響的緣故），重新定位壓力與過去經驗的意義所在等等，才是治本的舒壓方式。

因此，除了短期先以上述「正面舒壓法」暫時舒緩身心，長期來看，也建議妳配合嘗試肯定自己，接受自己，並降低過度的、超越個人能力的期望，不然沒有多久，又會回到原本的壓力當中，而「正面舒壓法」也會一次比一次沒效！

■ 掌控時間

上班族要讓不必要的壓力降低，方能減少壓力來源：
· 全力幫自己安排行程、集中時間、利用授權他人來減輕自己負擔。
· 記錄妳花在工作、家人與自己休閒的時間比例。
· 以重要性與急迫性來安排時間的利用，不急的事不要勉強自己完成。
· 不隨意答應工作，更不輕易答應接手對自己成就感或事業不重要的工作。
· 大型工作一開始便先切割成許多小階段，逐步完成，每階段都設立期限，比較不會發生最後拖延無法完成的現象。

■ 尋找能愛妳、信賴與瞭解妳的人談心

· 家人、朋友。
· 加入公司或社團提供的舒壓活動。
· 同事或社團活動中與妳關係良好的人。
· 專業臨床心理師協助。
· 教會、學校裡的輔導員。
· 針對妳的狀況（如特殊疾病、不孕、單親等）的特殊支持團體，可以上網尋找。

3.健康減壓的生活型態

■ 飲食影響心情

身體內負責調節情緒的元素，包括腦部的血清素、去甲基腎上腺素。
血清素能給人好心情，減低疼痛、焦慮驚恐、興奮，增加滿足，幫助安

眠。色胺酸是腦部製造血清素的原料。去甲基腎上腺素雖讓人興奮提神,卻也令人焦慮、激動、失眠。酪胺酸是去甲基腎上腺素的原料。

1) 碳水化合物:

　　食物中的碳水化合物會幫忙色胺酸順利進到腦部,提高血清素的製造來促進好心情。如果碳水化合物能在血中緩慢上升,穩定緩慢提供腦部糖分,血清素的生成便能穩定,而且持續較久,因此,「低血糖指數的碳水化合物」對於心情的調節才是好的。(低血糖指數請參見敝人著作《女性健康醫學全事典》)

2) 脂肪酸:

　　缺乏必需脂肪酸是引起情緒與神經功能退化的原因,其中魚油尤其重要,

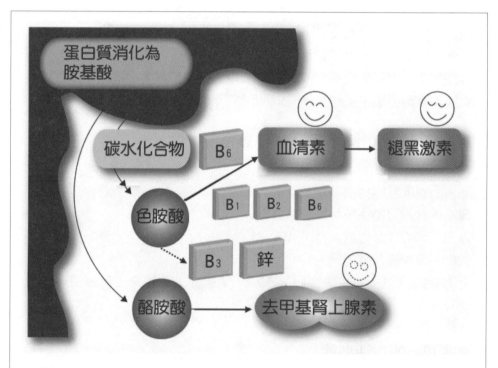

圖4-2:色胺酸的作用
要讓色胺酸進入腦中順利而穩定製造血清素、褪黑激素,須低血糖指數之碳水化合物、維他命B群足夠、鋅足夠、運動足、上午九點以前的陽光。

它在細胞膜上的比例會影響細胞訊息傳遞的功能。現代人大多處於中度缺乏魚油成分的狀態，其中EPA、DHA都與情緒調節關係很大，而DHA還扮演保護神經免於退化的要角，甚至孕婦哺乳缺乏會影響下一代精神性疾病的發生。補充魚油目前認為對於憂鬱症有一定幫助，而且應該直接來自海產食物（魚肉、海藻），亞麻籽油所含的多元不飽和脂肪酸ALA的結構雖然類似EPA、DHA，在體內卻只有少量能轉為EPA、DHA（見P. 49）。

有助好心情的飲食包括有：

- 好蛋白質：雞肉、火雞肉（含最多色胺酸的肉，含硒能改善情緒）、魚肉（含有好油魚油可增加血清素，硒能改善情緒）、低脂起士（含豐富酪胺酸、色胺酸、鈣的乳製品）。
- 好果：香蕉（色胺酸和維他命B6與血清素製造有關）、櫻桃（維他命C可以抗壓）。
- 好蔬：菠菜等深綠色蔬果菜（葉酸與血清素製造有關）、南瓜（B6與血清素製造有關）。
- 好碳水化合物：全穀、全麥製品（低血糖指數飲食，維他命B群與血清素製造有關，硒能改善情緒）、胚芽（含豐富酪胺酸、色胺酸）。
- 含鈣飲食：低脂或脫脂牛奶與奶粉含鈣最多（讓心情穩定）。
- 甜點：一兩顆巧克力可改善心情，得到類似血清素效果。
- 每天一顆綜合維他命：幫助腦部將色胺酸變成血清素，再變成褪黑激素。

讓妳心情不好的飲食則有：

- 過多精緻食物：糕餅糖果巧克力中的精糖與白麵粉是高血壓指數食物，使血糖忽高忽低，精神

楊醫師的話

減壓的生活型態

- 務必讓生活、工作與家庭生活達到平衡，滿足自己各方面的需求，也就是放鬆、成就感、親密感、義務與權利都能得到，才有健全的心靈。
- 要尋找生活目標或意義，才不致感覺無力、無奈。
- 一定要有充足睡眠，身體需藉由睡眠紓解整天的壓力。
- 飲食均衡健康，避免危害心情的飲食，每天一顆綜合維他命，維持身體抗壓的能力。
- 適度有氧運動，每週運動3次、每次持續30分鐘，讓自己感到一點喘、心跳很快、冒汗的程度。
- 柔軟、伸展運動如瑜伽、太極。
- 不喝太多酒、不抽菸。

先亢奮後昏沉，心情不
穩定；太多巧克力讓人
先亢奮後心情低沉。

- 過多咖啡因：一天喝了
  3杯以上容易變得緊
  張、焦躁、亢奮、不
  安；習慣喝咖啡的人一
  旦某天不喝，會頭痛、
  心情低落。
- 酒精：有的人喝酒後，
  心情先亢奮後低落，甚
  至出現恐慌症，變得容
  易焦慮。
- 不好的油：油炸物、反
  式脂肪酸（糕餅中的奶
  油、酥油）會產生大量
  自由基傷害神經，也會
  影響神經運作，比膽固
  醇更危險。

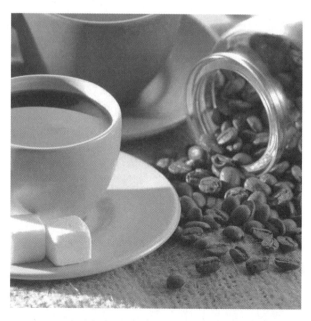

圖4-3：適量的咖啡因可以刺激腦部活動，如早晨一杯咖啡，可幫助妳提振精神，保持頭腦清醒；但過量的咖啡因則會使人心跳加速、煩躁不安，影響人體的健康，應酌量使用。

■ 運動改善心情

運動對心情的改善是很神奇的，研究發現運動會增加對生活的掌控感、增加自尊、分散人的焦慮感、促進健康，進而改善心情、紓解壓力、幫助睡眠、預防30歲之後的肥胖，可說是一動可解千愁！

然而，許多人的問題在於她不想動，為了幫助自己，無論多累，建議妳都務必找機會強迫自己稍做運動，而且一定要是與工作無關，純休閒的運動才真正有效！憂慮與壓力都會讓人不想動，這種疲倦感其實不會影響身體運動的能力與能量，妳一定要為自己站起來，走到戶外去！

運動的方式不必野心太大，目標小一點，以免妳根本完成不了。如：每天到住宅附近街道公園逛逛走走，看看人群與動物，每次多走久一些，或到健身房吹冷氣走跑步機、或參加復健運動課程等；選比較喜歡做的事，而且儘

量往戶外接近大自然，陽光與陰離子改善心情效果更佳。

最後，再次提醒，如果壓力已經明顯造成情緒性疾病，如焦慮、憂鬱、失眠，應考慮同時尋求精神科醫師與心理諮商師的協助。

學習處理壓力，不被外力扼殺生活品質

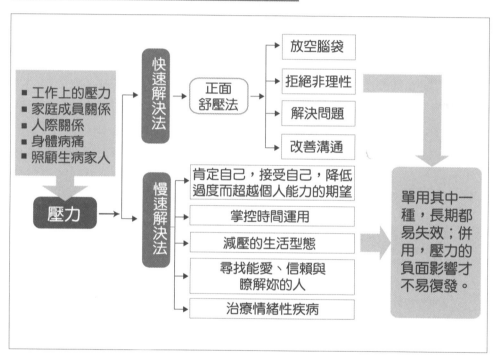

表4-3：解決壓力的方法

妳憂鬱嗎？

女性比男性容易得到憂鬱症，這已經是世界的共識，機會大約是兩倍。在美國，國家心理健康組織估計，約三個女性就有一個有憂鬱症問題。為什麼呢？這可能是生理上（荷爾蒙變化）、遺傳上的問題（小女孩比小男孩容易焦慮），當然也有來自社會、家庭、工作上的壓力。

女性的憂鬱危險期

 健康小百科

有家族憂鬱症史比較容易發病，自己平常就應注意舒壓。

- 親戚：近親有憂鬱症，得病機會增加15%。
- 雙胞胎：其中一人有，另一人得病機會增加67%。
- 藥物濫用：近親有憂鬱症且酗酒、使用毒品，得病機會是一般人8～10倍。
- 有近親自殺之憂鬱症患者：比其他患者更易自殺。
- 有女性近親為憂鬱症患者之憂鬱女性：有25%機會得到重度憂鬱症，90%機會得到輕度憂鬱症。
- 有家族憂鬱症史的女性：因傷害事件發病的可能性，是沒有家族憂鬱症史女性的兩倍。

在荷爾蒙變化大的時候，便是女性一生經歷容易引發憂鬱失眠的三大時期：月經週期之黃體期與月經來時、懷孕、產後、停經。這些脆弱的時期，各種外來壓力比較容易引發情緒的大變動。女孩的憂鬱症從青春期開始後便大為增加，在15歲左右便是男孩的兩倍。高中女性的憂慮、暴食、厭食、焦慮症都比男性為多。

憂鬱症往往發作於一個大的人生傷害事件之後，如離婚、失去所愛，而有家族憂鬱症史的女性，更易發病。瞭解這樣的現象，讓我們更瞭解自己的抗壓性大小，並能願意趁早求助。

女性憂鬱的表現

女性憂鬱症的早期症狀、原因也和男性不同。

男性偏向感到自己工作、性行為等表現不佳，發生酗酒易怒等「失控行為」，女性則多半都是表現「整天都感到倦怠」的情緒，也就是很難打起精神做事，其他還有——感到沒有自信、無助、沒有希望，難以做決定、對事情缺乏耐心、缺乏忍受力等「壓抑」的行為，身體的感覺則是包括經前症候群、更年期症候群等病痛加重。

雖然荷爾蒙缺乏可能誘發憂鬱症，但補充荷爾蒙往往不會改善憂鬱症。與荷爾蒙變化有關的不適，如經前症候群、更年期症候群，往往與憂鬱症很像，也讓女性自己或家人都當作是必然、應該有的現象（反正就是荷爾蒙讓她情緒化嘛！），而忽略了真正的問題，也不知道要就醫。

更可憐的是，也有女性認為承認憂鬱症是弱者的行為，或怕被指指點點、嫌惡，不願就醫。只要突破這樣的想法，大多女性就醫的意願其實比男性高，診治的情況也比較好。

身旁的親友最大最重要的功能與任務，則是要促使她們就醫。缺乏治療、缺乏病識感是患者的罩門，往往因此發生憾事，親友再多的努力也是枉然。

1.輕鬱症診斷

下表六種◎症狀發生兩種以上，且維持兩年大多時候感到如此，便診斷為輕鬱症。輕鬱症對於抗憂鬱藥物反應良好。至於是否到憂慮的程度，以下項目越多自然越像，但需由精神專科醫師來鑑定。

表4-4：憂鬱症的症狀

心理	身體
・整天都感到倦怠◎ ・感覺沒有自信◎ ・感覺無助、感覺沒有希望◎ ・注意力不集中，難以做出決定◎ ・對事情缺乏耐心與忍受力 ・感覺人很空虛、悲傷 ・焦慮、焦躁不安、靜不下來、易怒 ・想自殺、想死	・失眠、睡很少、早醒；嗜睡、睡太多◎ ・胃口下降、體重下降；胃口上升、體重上升◎ ・經前症候群（月經前後的憂鬱感）加重 ・更年期症候群加重 ・其他對治療無效的疼痛、身體不適

2.憂鬱症診斷

* 家族史？
* 醫學檢查以排除其他疾病（甲狀腺機能亢進或低下、貧血、其他血液方面疾病、腎上腺功能異常、肝炎等）。
* 正在服用的藥物（包括避孕藥、鎮定劑、安眠藥）、草藥、維他命、補品、食品補充劑。部分藥物會導致或惡化原來的憂鬱症。

表4-5：導致憂鬱的藥物

藥名	藥物的作用
Benzodiazepines	苯二氮平類，常用的抗焦慮、鎮靜安眠藥，如煩寧Valium；Xanax可能誘使躁症
Clonidine	高血壓用藥
Cortisone-like steroids	類固醇（過敏、氣喘、自體免疫疾病用藥）
Digitalis	毛地黃（心臟病用藥）
Indomethacin	消炎作用很強的止痛藥，治療類風濕性關節炎、痛風
Levodopa	多巴胺藥品，治療帕金森氏症
Melatonin	褪黑激素，用來調整入眠時間
Methyldopa	降血壓藥Aldoment（愛道美）
Oral contraceptives	口服避孕藥
Phenothiazines（some）	癲癇用藥

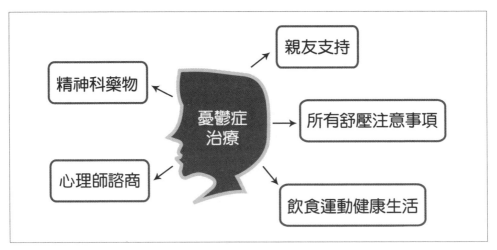

圖4-4：憂鬱症的治療方式

　　憂慮症本身並不是一種確切的疾病，診斷上也難以很嚴謹，從很輕的「輕鬱症」，到較嚴重的「躁鬱症」都有。治療上除了精神科藥物治療，專業心理諮商也很重要，兩者合作，治療憂慮症效果最佳。而各種方式的治療、舒壓（見本章前段說明），飲食、中藥方（見本章後段說明）或有少許幫忙，也都應鼓勵嘗試，但千萬不可當作治療的主要方式，專業精神科醫師才能為妳做出最好的診斷與處方。

　　以前認為憂鬱和焦慮是相對的疾病，治療方式不同，但現在認為憂鬱和焦慮是經常同時存在的關聯性疾病，藥物治療都適用抗憂鬱劑。

憂鬱的妳，加油！

　　平常注意上述舒壓之道，勤加練習，妳的智慧會幫忙妳找到比較穩定的情緒。還有一些小藥補，也可試試。改善憂鬱心情的中藥方：

・甘麥大棗湯：到中藥店抓藥煎煮。
・銀耳百合紅棗湯：銀耳4錢泡軟洗淨，以果汁機攪碎；百合2兩泡軟、紅棗12枚去核、蓮子1兩洗淨，加5碗水熬煮，百合將熟前再下銀耳滾一下，加適量冰糖調味，食用冰溫皆可。
・桂圓安神粥：糯米半杯先泡水20分鐘，加5杯水、龍眼肉20顆，放入電鍋煮熟，冷卻後加適量紅糖調味，腸胃不好者可用蓬萊米。

憂鬱症患者的親友請注意——自殺訊息！

　　以下可能意味著憂鬱症患者自殺的意願升高，應趕緊注意陪伴就醫、送醫，或至少去電生命線。

- 威脅要自殺：不可當做隨便説説。
- 退縮到殼中：只想獨處、不説話。
- 人生傷害事件：親友死亡、離婚、失業、意外，都會刺激憂鬱症患者。
- 行為異於平常：外表裝扮改變、態度精神改變。
- 冒不必要的險：忽然追求危險性高的運動、性行為。
- 情緒變化：嚴重憂鬱症發病後忽然變得冷靜，有可能意味她已把死亡當做解決問題的手段。
- 放棄心愛的物品：開始贈送自己珍藏的東西。

妳有憂鬱症嗎？

　　當發生下列大多數現象連續兩週以上時，要高度懷疑發生重度憂鬱症！

- 覺得心情不好、不想動。
- 悲傷：常常哭，無法改善的悲傷感。
- 體重：變輕或變重，吃很多或很少。
- 慢性失眠（一個月以上）或過度嗜睡，怎麼說都感到整天疲倦。
- 發脾氣：突然爆發不滿或大吼，感到仇恨、憤怒。
- 外表：對原本有興趣的活動失去興趣，突然不注重外表或居住環境的整潔。
- 性慾：沒有興趣。
- 自尊：感到自己沒用、沒有魅力、沒頭沒腦感到自責。
- 注意力：無法集中注意力，腦筋一片昏沉難以思考。
- 焦慮：對某些事感到焦急、害怕、恐懼、產生幻覺。
- 不安：無法安靜坐著。
- 無言：動作、說話很慢。
- 自殺：覺得死掉比較好。

但無論如何，有沒有憂鬱症需要精神科醫師來診斷，感到憂慮的女性，如果覺得有一半的現象都不符合，也要試圖趕緊振作起來，不時靠自己舒壓或解決心頭煩惱，還是沒有效果時，仍應該到精神科求助。

不願意到醫院就診的人，最少要找專業的「臨床心理師」談談，只是多半比看病貴些，每次600元到近萬元。目前也有一些公益網站，以及臺北市各衛生局比較便宜的門診可以嘗試。

許多精神科醫師都願意配合妳的意願，幫妳轉介到合適的臨床心理師處，全臺目前只有數百名。妳應該直接說出自己的需求，最有效的是一起接受醫師與心理師的合作治療。

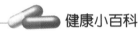 健康小百科

可尋求協助的臨床心理師

- 可上臺北市諮商心理師公會網站，查詢合格諮商心理師一覽表、心理諮商院所。
- 臺北市各行政區健康服務中心，每週一次心理諮商，由衛生局辦理，掛號費50元。
- 心靈園地http://www.psychpark.org/（衛生署醫療網站評獎優良網站），線上求助系統提供電子郵件或線上諮商服務。
- 張老師網站http://www.1980.org.tw/，提供網路諮商；電話諮商可直撥180。
- 宇宙光輔導中心面談輔導，預約電話02-2362-7278。
  基督教宇宙光關懷網，電話諮商 02-2369-2696。

產後憂慮

生完寶寶約70%的媽咪會顯現輕微的憂鬱症，包括愛哭、情緒低落、對所有事情失去興趣、常覺得累、躁動、精神渙散、無法思考、罪惡感、常覺得自己沒用、對先生與新生兒的負面情緒等，但是大多一、兩週後就會消失。這種狀況可能是產後體內的女性荷爾蒙及黃體素等荷爾蒙大幅下降到懷孕前的狀態，加上生活狀況突然改變、照顧嬰兒勞心勞力、休息不足、壓力過大所致，因此，第一次生產的母親最容易發生。

產後所出現的精神疾患主要是憂慮症、精神病兩種。這些情緒變化，嚴重時會想一死了之，甚至還有殺嬰的念頭，為了安全起見，如果產後出現上段其中幾項症狀，持續兩個星期以上，高度懷疑已經有了產後憂鬱症，一定要到精神科就醫。

10～20%發生輕微產後憂鬱的媽媽，還可能進展成為較嚴重的憂鬱症，持續6週以上到超過一年之久，多半是憂慮寶寶健康，與憂慮自己愛寶寶的能力。最終只有很少很少產婦產後真正發生產後精神疾病。

發作方式為約第3～4天突然發作，從中度憂鬱症到比較嚴重的幻覺、幻聽都有，許多人之前並沒有明顯憂鬱症病史，這種情況往往需要住院治療。

當然，如果媽媽已經有憂鬱症或躁鬱症病史時，產後發生憂鬱症的機會較大，或是上胎已經發生過產後憂鬱症，再發機會約七成，家人都應特別防範，給予支持，減少她精神負擔與照顧幼兒的體力負擔。

產後憂鬱症是可以治療的，早期發現治療，就可以恢復正常生活。藥物治療可以迅速改善，使媽媽體力與精神趕緊恢復，其次是接受諮商輔導，而家人的支持與體諒也非常重要，必要時，母親與嬰兒可以先分開一段時間，讓母親充分休息與平靜，且可避免悲劇發生。

憂慮的人比較多病

研究顯示中度以上的憂鬱症、焦慮患者，得到高血壓的機會比一般人多60%；而且最憂鬱與焦慮的人，血壓最高。

憂鬱的人心臟病發的機會是樂觀的人的四倍，這可能是抽菸比例比較高的緣故，抽菸本身就對心血管不好。此外，憂鬱的人壓力荷爾蒙等比較高，會改變免疫系統，導致心血管受損；而憂鬱的人也可能比較不注重自己的健康，常忘記吃血壓藥物，因而比較容易心臟病發。

為此，降低自己的憂慮與壓力，還存在更多保健的意義！

Chapter 5

抗老化大作戰－睡眠篇

》 女性比男性易失眠
》 促進好眠

女性比男性易失眠

妳會不會容易開會時精神渙散？剛講的話突然忘記？容易感冒生病？懶得運動？這些有可能是因為工作壓力過大，但是也別忘記，很有可能是晚間睡眠品質不佳引起的！

2006年大規模世界文獻回顧，確認不分年齡，女性都比男性更易失眠，機會是男性1.41倍，且年齡越大的女性越明顯。2005年台灣大規模調查，則發現扣掉職業、婚姻、小孩的影響，我們女性失眠人數約是男性1.25倍，台灣女性還是比男性容易失眠。台灣每4人就有一個人有睡眠困擾，而7%的人口白天嗜睡。幸運的是，失眠比例比較不像西方人那麼高。

睡眠品質的好壞

睡眠的好壞除看睡眠時間長短，還要看睡眠品質。不好的睡眠包括——入睡困難（超過30分鐘才能夠入睡）、或無法維持睡眠（淺眠、易醒、早醒），使白天容易疲倦、注意力不集中。入睡困難使人睡不夠長；無法維持睡眠，則影響睡眠品質。

為什麼女性這麼可憐？女性往往受到月經週期、懷孕、停經所造成的生理反應，造成睡眠品質下降。其中影響最大的是荷爾蒙——女性荷爾蒙與黃體素！而且，女人的身體對荷爾蒙變化造成的失眠反應比男性明顯。這會使女性「原發性失眠」、「續發性失眠」都更加重！

睡眠障礙是現代人的普遍問題，睡不好，對健康影響很大，但我們無法從一個人晚上睡多久來判斷睡得好不好，因為各人體質對睡眠需求不同，睡眠中心都有特別的、從簡單到複雜的問卷，判斷妳是否晚上睡不夠，無法得到「滿足身心精神的充足睡眠」（請見《圖5-2》）。

單純失眠的人，白天不一定容易打瞌睡，有的人反而更亢奮，但工作一停下來時，大多數人還是會有倦怠、不想動、不想動腦筋的現象，其他包括認知功能障礙（注意力下降、警覺性下降、短期記憶混亂）、心理的紊亂（憂慮、焦慮、易怒）、發生身心症候群，以及頭痛、肌肉骨骼不適、腸胃異常等。

連續幾晚睡不好 ➜

- ・ 白天容易嗜睡
- ・ 除了增加工作失誤、學習效率不彰
- ・ 正常生活頻頻出錯
- ・ 重要場合打瞌睡或注意力不集中
- ・ 增加工作安全意外、交通意外

一個月以上睡不好 ➜

- ・ 免疫力下降，容易生病
- ・ 容易變胖
- ・ 血壓升高
- ・ 交感神經活動過度旺盛
- ・ 心血管的負擔比較大，長期易導致心血管疾病

圖5-1：睡眠品質不佳的影響

坐著看書，看電視，坐車一小時，坐著聊天時會容易打瞌睡....

懷疑白天嗜睡，請填下面問券

圖5-2：簡單判斷自己是否睡眠不足

簡單判斷自己是否睡眠不足，請圈選出在以下不同情況中妳**打瞌睡的頻率**：

1. 坐著閱讀時
☐從未　　☐很少　　☐一半以上　　☐幾乎都會

2. 看電視時
☐從未　　☐很少　　☐一半以上　　☐幾乎都會

3. 在公眾場合安靜坐著（如在戲院或會議中）
☐從未　　☐很少　　☐一半以上　　☐幾乎都會

4. 坐車連續超過一小時（不包含自己開車）
☐從未　　☐很少　　☐一半以上　　☐幾乎都會

5. 在下午躺下休息時
☐從未　　☐很少　　☐一半以上　　☐幾乎都會

6. 坐著與人交談時
☐從未　　☐很少　　☐一半以上　　☐幾乎都會

7. 沒有喝酒的情況下，在午餐後安靜坐著時
☐從未　　☐很少　　☐一半以上　　☐幾乎都會

8. 開車中遇到交通問題而停下數分鐘時
☐從未　　☐很少　　☐一半以上　　☐幾乎都會

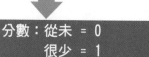

分數：從未 ＝ 0
　　　很少 ＝ 1
　　　一半以上時間 ＝ 2
　　　幾乎都會 ＝ 3

總分≧10 中度嗜睡
總分≧15 嚴重嗜睡
以上都需進一步 檢查

長期缺乏好眠，影響智力與情緒

科學家相信睡眠必有其存在意義，睡眠促進腦神經之間的溝通與連結。

缺乏好眠的影響，不只是白天疲倦，當睡眠品質差時，人往往會缺乏深睡（深層睡眠、慢波睡眠）與缺乏快速動眼睡眠（REM），只剩淺層睡眠為主。這樣會影響夜間大腦的休息與把日間記憶整理歸檔的工作，進一步對於智力與情感的處理容易發生問題，也影響了日間的學習能力。

失眠短於一個月稱「暫時性失眠」，短暫失眠2～3天，往往與急性壓力、時差、考試、突然晚睡、換工作時間有關；失眠2～3週稱短期失眠，常是工作、家庭生活等持續之壓力引起。如果失眠超過一個月未改善，稱

為「長期或慢性失眠」，比較需要進一步處理。

慢性失眠又分為「原發性」與「續發性」。

續發性失眠是指由別的疾病導致睡眠問題，如睡眠呼吸中止症、精神病（憂鬱症、躁鬱症、焦慮）、夜間磨牙、酒精濫用、藥物濫用、長期生理時鐘混亂（值班、熬夜）、週期性肢動症、神經疾病（老年失智、巴金森氏症）、內科疾病等。這時只能以改善原本疾病為主來改善失眠。

- 打鼾：打鼾發出的聲音可使人睡不夠沉，同時患有睡眠呼吸中止的機會也比其他人高。許多女性，則是被枕邊人的鼾聲吵到睡不好。目前處理的方式是到耳鼻喉科做止鼾手術。

- 睡眠呼吸中止：睡眠中會有暫時性呼吸停止，須要用力才可恢復正常呼吸，整晚的睡眠會不夠深，血中氧氣下降，導致一晚可能因呼吸不順覺醒多次。睡眠呼吸中止常發生在中廣型肥胖、或下巴短小的人身上。女性罹患多囊性卵巢症候群、或是停經以後，發生睡眠呼吸中止的機會也會提高。診斷主要是經睡眠實驗室以「睡眠多項生理檢查」，做整夜的睡眠中的呼吸、心跳、血中氧氣等紀錄，然後再進一步分析，才能對症下藥。

找不到前面這些原因的失眠，則歸類為「原發性失眠」，可能來自看不見的生理性因素、遺傳，以及少見的主觀性失眠（睡眠儀檢查發現睡得很好，但患者自己覺得失眠）。原發性失眠者占三分之一，續發性失眠者約占三分之一，上述兩型混合失眠約三分之一。

女性原發性失眠

停經前，半數女性會因月經週期荷爾蒙改變影響睡眠品質，主要發生在排卵以後的黃體期，也就是所謂「經前症候群」。黃體期黃體素上升時，造成睡眠品質不良、失眠、不易入睡、易醒、整天愛睡覺等，可到婦產科檢查確定或處理。當然，許多媽媽因為晚上要帶小孩，非常容易影響睡眠，或使原有的失眠惡化，長期下來，如果因此情緒、健康受到影響，反而使母子相處的品質下降，因此夫妻同心分擔夜間帶小孩的責任，才能維繫愉快、美好的家庭生活。

停經、停經期婦女，女性荷爾蒙大量下降時，國外約一半以上婦女有失眠困擾（台灣的調查約23.5%），有36%是因潮熱妨礙睡眠。其實停經的不適，大多數人身體會慢慢習慣而消失，只有少數人半年以後還很不舒服。

促進好眠

在年輕女性，懷孕後發現之前不慎服用的藥物中，安眠藥相當常見，但有造成胎兒缺損的可能，是對胎兒影響比較大的D級藥品，且往往容易造成孕婦憂慮，因此沒有避孕的人一定要謹慎使用。

目前研究發現，利用許多非藥物的方式，可以改善女性原發性失眠的問題。即使不是原發性，保持正確睡眠的態度，控制刺激因子、良好睡眠衛生，多少都有助益。

睡眠衛教

1.控制刺激因子

- 只有睡覺或性行為才可到床上。
- 只有想睡覺的時候上床睡覺。
- 躺床上試著想睡著的時間，不要超過10分鐘以上。
- 睡不著就起床離開臥房。
- 儘可能熬到想睡，才回到床上（楊醫師則改為床尾讀小說，床頭睡覺）。
- 中午不要午睡，或是午睡不要超過半小時。

2.睡眠衛生

- 每天白天適度約半小時規律運動：視自己身體狀況，快走、游泳、舞蹈、柔軟體操到發汗與喘的程度。
- 規則的就寢與起床時間（包括週末）：不強迫自己一定幾點睡著，只要求固定幾點起床。
- 飲食習慣改善：少咖啡因（中午開始就不可以喝了，咖啡因須半天才能排出體外）、酒精、抽菸、每1～2天補充維他命；睡前不吃太多東西，可喝一杯熱牛奶；少吃精緻碳水化合物（糕餅、甜點、糖果）。
- 改善睡眠的房間環境：勿太熱、太冷、吵雜。應黑暗安靜，可以有低頻噪音、某些音樂；穿著涼爽；好床、好枕；睡前放鬆身心，怕吵可戴耳塞。
- 減少過多賴床時間。

其他助眠小秘方

1.白天保持好精神

- 白天起床時間要固定。
- 早餐營養豐富（如五種蔬果汁）、吃一顆綜合維他命。
- 早午餐不要太飽，少精緻食品（糕餅甜點）。
- 晚上睡不夠，白天可小睡15至20分鐘，往往可以改善精神，但千萬別太久，睡沉後醒來會昏沉，且使夜間更難入睡。但嚴重失眠的人，這樣的小睡是沒有幫助的。
- 有機會要順便運動，尤其是快走、慢跑、爬樓梯等會流汗的運動。
- 要接觸陽光：上班、坐車，坐的地方靠近窗戶，或找機會到戶外走動。
- 傍晚回家後做柔軟運動、瑜伽，來幫助舒壓，睡前兩小時開始不要再運動。
- 舒壓——請見「抗老化大計劃」之「常保好心情、好精神」。

　　研究發現過胖與停經婦女，（不強的陽光下）「白天規則的運動」，改善睡眠的程度比「傍晚運動」好，同時可以改善體內血糖的利用、加強心血管功能，是中年以上婦女對付發胖與失眠的利器。但是睡前約2～3小時不可運動，反而讓人亢奮。

2.晚上想辦法放鬆準備入眠

- 不要在睡覺前做運動，會因亢奮睡得不好。
- 養成良好睡眠習慣（見本章節之「睡眠衛生」），每天定時上床起床，週末早晨不要睡太晚。
- 晚餐補充少量澱粉（碳水化合物）為主的食物，如麵飯類。
- 睡前不可吃太飽。
- 晚間躺著泡澡（沒有浴缸可坐著溫水淋浴）可幫助入眠：目前認為，晚間泡熱水澡半小時以上有助舒眠，但是如果是快速沖澡卻可能使人亢奮，習慣沖澡的人不要太晚洗澡。泡澡時間可能還是距離睡眠時間2小時比較好。
- 精油：如薰衣草能幫助入眠，可以滴入澡盆或枕頭。
- 茶、咖啡、熱巧克力因含咖啡因，中午以後不宜喝，需半天排出體外。可

飲用一點熱鮮奶、安神藥草茶如薰衣草茶。高糖飲料如果汁、碳酸飲料也不宜，會提升活力，令妳難以入睡。

- 睡前不喝太多液體，以免半夜要去廁所，干擾睡眠。
- 酒：睡前喝太多反而妨礙睡眠，使打鼾、睡眠呼吸中止更嚴重，干擾睡眠；酒容易濫用，連續飲用數晚後反而增加清醒次數，故不是好選擇。
- 吸菸會刺激腦部，干擾睡眠。
- 睡前可聽低頻、緩慢、沒有歌詞的音樂，越柔和、沒有內容、且熟悉不需要專心聽的音樂，越能幫助放鬆增加睡意。
- 玩電腦遊戲、看動作影片、偵探片、驚悚片，會刺激大腦，干擾睡意，如想看電視助眠，讓妳感到無聊、沒有內容、熟悉不需要專心看的老影片，最能幫助放鬆增加睡意。
- 更年期婦女：如潮熱，要少吃使人發熱的食物（辛辣、酒精）。
- 如果可以做到，睡前把令妳煩惱的事解決（各種需要道歉、說明、準備的事）。
- 與枕邊人在床以外的地方輕鬆談天，也可幫助放鬆。
- 做任何睡前的放鬆活動，先把其他事打點好，燈光務必調暗。

3. 半夜突然醒來怎麼辦？

- 不要亮燈、不要做其他事，如閱讀或飲食喝茶，以免使自己完全清醒。
- 需要下床解尿，應使環境保持黑暗，半夜開燈會使腦部被混淆，以為需要清醒。
- 做一些放鬆的動作：閉眼躺平，兩手掌心向上放在身旁，由腳開始，由下至上一個部位一個部位慢慢地收緊肌肉到最用力，再完全放鬆。幻想進入一個溫柔黑暗的世界，盡量使全身肌肉呈放鬆狀態，腦中沒有雜念。

4. 飲食的幫助

調理飲食幫助比較小，但可試試！我們體內保持好心情好睡眠的「血清素」（請見Chapter4之「常保好心情、好精神」）、以及好睡眠抗衰老的「褪黑激素」，原料都來自蛋白質中的「色胺酸」含量比例高的食物，如火雞肉、小米、芡實、喬麥仁、葵瓜子、南瓜子、腰果、開心果等，但更重要的是，要讓色胺酸在身體順利轉成血清素、褪黑激素，必須：

- 補充足夠的維他命B3及B6、微量元素鋅、鎂，也就是白天記得最少補充一顆含微量元素的綜合維他命。
- 運動：想不到吧？運動也是幫忙血清素生成的功臣。

  因此，我們又再度強調運動對於女性身心的重要性！

表5-1：安神助眠的藥草飲食

薰衣草茶	薰衣草茶用熱開水沖泡，過濾後加冰糖調味。
迷迭香茶	迷迭香用熱開水沖泡，過濾後加冰糖調味。
蓮子茶	紅棗5粒、龍眼乾1錢、蓮子40粒加水煮熱，加入蜂蜜2小匙調味。
龍眼茶	龍眼肉5～10粒放入碗中隔水蒸熟，再放入茶杯中以沸水沖泡。
菖蒲大棗茶	中藥店買九節菖蒲3～5分，撕成細絲，加入酸梅肉2粒、大棗肉2粒、紅糖少許，放入茶杯以沸水沖泡。
桂圓紅棗粥	小米粥煮5分熟時，加入桂圓、紅棗各10粒，煮熟加紅糖，每天傍晚喝一碗。

5.如果還是沒有辦法改善

1）專業睡眠治療

須求助專家，慢性失眠治療雖以藥物為主，但長期使用這些安眠藥有耐藥性、依賴性、反彈性失眠等問題，因此配合非藥物治療才能提供長久的效益。

A. 臨床心理師

研究已知，對於慢性失眠以及已經長期服用安眠藥物的人，不論年齡，由臨床心理師執行的「心理治療」都可以改善睡眠品質、生活品質，降低藥物使用。

研究發現單純使用睡眠衛生教育，效果並不夠好，一個完整規劃的非藥

物治療團體非常重要，能有效改善慢性失眠，完整的項目包括：

- 認知行為治療。
- 刺激因子的控制。
- 放鬆治療。
- 睡眠限制治療。
- 睡眠衛生教育。

其中最有效的單項非藥物治療是「認知行為治療」，這些都可以幫人比較容易入睡、睡得比較久、也比較不會睡到一半醒來，白天精神改善，甚至降低安眠藥使用的劑量。本治療利用儀器教導失眠者如何放鬆身心，正是大多失眠女性最需改善的地方。

研究也發現多管齊下會比單純選擇一種，效果好許多；更重要的是，長期追蹤，改善的效果是持續的！

B. 精神科醫師、睡眠門診

如果本身精神生活壓力很大，只用以上這些非藥物治療就不能真正改善，應該尋求進一步的精神科諮詢，確定沒有其他精神方面的問題，如憂鬱症、壓力、焦慮，以及尋找其他引起睡眠障礙的健康問題，包括胃酸逆流、膀胱功能異常、慢性疼痛、以及下面要說的「睡眠呼吸中止」。

2）更年期或停經婦女

應與婦產科專科醫師討論，一方面確定是否失眠是單純停經導致，而不是其他內分泌或精神科的問題，也要討論是否適合服用荷爾蒙藥物，或使用安眠藥物。

- 停經失眠往往服用「女性荷爾蒙」效果明顯，症狀嚴重度與體內女性荷爾蒙濃度無關，因此是否要抽驗荷爾蒙來決定並不重要，僅作參考。補充荷爾蒙對大多數人效果很好，但是如果不想長期服用，可以先暫時補充，改善生活品質，再設法慢慢降低劑量，讓身體逐漸適應，並且持續配合「非藥物治療」，往往可以達到停藥的目的。
- 「女性荷爾蒙藥物替代品」（如利飛亞）改善效果則因人而異，但因不怕刺激乳癌，可考慮嘗試。
- 可考慮嘗試市售的「大豆異黃酮」（植物性女性荷爾蒙）、黑升麻，研究認為無法改善更年期症狀，但少數門診女性仍感覺有效。
- 女性荷爾蒙藥物：對於沒有乳癌、心臟病、中風、高血壓遺傳的女性，如

果失眠已經影響生活品質，荷爾蒙補充並非那樣可怕，做完健康檢查後，可與醫師商量是否應該補充。

・光照治療：對於晚睡型的婦女、憂鬱症狀明顯的婦女，可嘗試特殊波長的光照治療，為期1～2週，來提早夜間入眠時間，但是光照治療對於睡眠中斷的問題則無法改善；沒空每天到醫院報到的人，請記得至少每天接觸早上9點以前的陽光至少30分鐘，會有一些好波長，也可幫忙睡眠喔！

3）褪黑激素

雖然補充褪黑激素號稱可以改善失眠，不過本品還是以校正生理時鐘為主，如時差、輪班導致失眠、夜貓型的節律性失眠（晚睡型體質），對於其他類別失眠效果並不明顯。常用有效量為0.5～5毫克，一般失眠睡前使用3毫克治療，如果過3天沒效，改試以睡前一小時吃5～6毫克。有效的劑量除了讓人安眠，也不因白天發生嗜睡或焦躁。對於有憂鬱傾向導致的失眠，往往很低量便有效，但是發現這樣的體質，妳應該先找專業人員診治。

4）需要做睡眠多項生理檢查嗎？

一般失眠的診斷，只有在合併打鼾、懷疑睡眠呼吸中止症、懷疑神經科

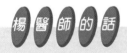

安眠藥物用藥的基本注意事項

・儘量短期使用（7至10天）。
・越低量越好（半顆有效就不應吃一顆），以避免產生心理或生理性依賴。
・長期使用並無必要，儘量不要連續超過一個月。
・有酒癮或藥癮的人更不應長期使用。
・若服藥兩週仍未改善，可能合併其他精神科疾病或內科疾病，應再度到醫院檢查。
・不應與朋友分享自己的安眠藥物，可能會害了別人健康。
・發生急性病症（如上腹疼痛、嘔吐）時，不可使用安眠藥以免延誤病情危及生命。
・有呼吸系統疾病、睡眠呼吸中止症候群、老年癡呆症之病人應謹慎用藥。

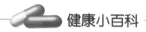
睡眠多項生理檢查

睡眠多項生理檢查是在睡眠實驗室的過夜檢查,是種安全而不會很不舒服的檢查。完整的檢查通常包括以下項目的紀錄:

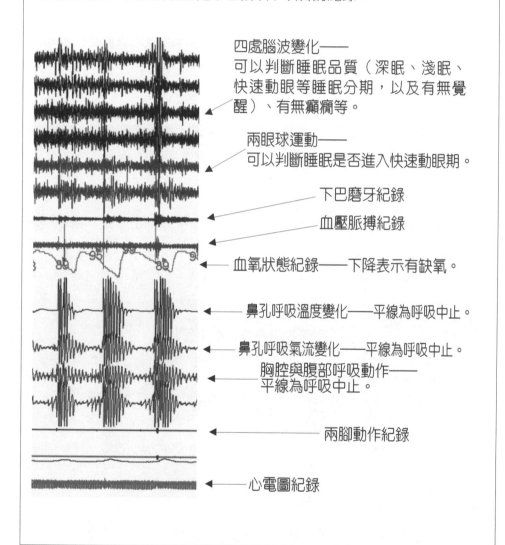

四處腦波變化——
可以判斷睡眠品質(深眠、淺眠、快速動眼等睡眠分期,以及有無覺醒)、有無癲癇等。

兩眼球運動——
可以判斷睡眠是否進入快速動眼期。

下巴磨牙紀錄

血壓脈搏紀錄

血氧狀態紀錄——下降表示有缺氧。

鼻孔呼吸溫度變化——平線為呼吸中止。

鼻孔呼吸氣流變化——平線為呼吸中止。
胸腔與腹部呼吸動作——
平線為呼吸中止。

兩腳動作紀錄

心電圖紀錄

的週期性肢動症時，才特別需要依靠做「睡眠多項生理檢查」來確定。

　　年輕女性的失眠，如果只認為是單純失眠時，並不一定需要馬上做「睡眠多項生理檢查」，因為並沒有辦法真正對失眠改善有所幫助。但研究發現多囊性卵巢症候群的女性，發生睡眠呼吸中止或缺氧的機會上升，因此，合併嗜睡或異常睡眠比較需要靠「睡眠多項生理檢查」來幫忙診斷，與排除這類睡眠當中缺氧的危險問題；尤其體重越重時，發生睡眠呼吸中止的可能性越高。

　　但是對於年齡較大的更年期、停經婦女，由於因其他健康問題引起的失眠、或是因失眠加重的健康問題都比較多，還是應考慮「睡眠多項生理檢查」，因為在睡覺當中加重的心血管疾病、高血壓、糖尿病、睡眠呼吸中止症等，只有睡眠中檢查才容易發現。如果更年期、停經婦女補充荷爾蒙藥物還是無法改善失眠，更應該做「睡眠多項生理檢查」，因為婦女停經後，睡眠呼吸中止症的機會會明顯增加。

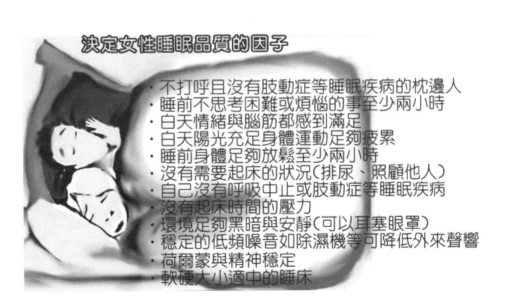

決定女性睡眠品質的因子

· 不打呼且沒有肢動症等睡眠疾病的枕邊人
· 睡前不思考困難或煩惱的事至少兩小時
· 白天情緒與腦筋都感到滿足
· 白天陽光充足身體運動足夠疲累
· 睡前身體足夠放鬆至少兩小時
· 沒有需要起床的狀況（排尿、照顧他人）
· 自己沒有呼吸中止或肢動症等睡眠疾病
· 沒有起床時間的壓力
· 環境足夠黑暗與安靜（可以耳塞眼罩）
· 穩定的低頻噪音如除濕機等可降低外來聲響
· 荷爾蒙與精神穩定
· 軟硬大小適中的睡床

Chapter 6

美好性生活

》無法正常進行性行為
》性交疼痛嗎?
》缺乏性趣?性生活無法得到滿足?
》促進美好性生活

無法正常進行性行為？

男性陰莖無法進入女性陰道，便是無法正常進行性行為。這和男性陰莖太大（粗）往往沒有關係，影響陰莖粗細的主要原因是男性充血的程度，也就是陰莖勃起的程度；也和女性陰道大小沒有關係，陰道是個很有彈性的組織，可以擴張到胎頭的橫切面那麼大。以下是幾個常見無法進行正常性行為的狀況。

從來沒有發生過性行為的人

1.姿勢

最常見的是因為姿勢不夠輕鬆與不會互相配合，沒有以比較容易進行性行為的方向來進行。解決的方式是改善姿勢，參見《圖6-1》。

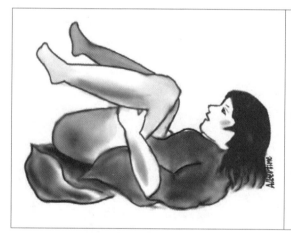

圖6-1：幫助性行為進行的姿勢

陰莖進入陰道前，手指可以幫忙清場，也就是輕輕向兩側撥開女性的小陰唇，女性兩腿儘量打開，臀部以枕頭墊高略為朝上，陰莖的弧度才容易進入陰道。

2.陰道痙攣

其次，因為過度緊張，許多女性的陰道口（即陰道下三分之一）肌肉強力收縮，產生陰道痙攣，使得空間狹小連指頭都難通過，男性陰莖自然也無法進入女性陰道。如果收縮是病態性的，會使男性已經進入的部分陰莖被夾得發痛。陰道痙攣多是心理因素引起，多半從青少年時期便已經出

現，但也有些成年婦女是在發生不愉快的性經驗之後產生。這需要夫妻一同接受心理、認知行為治療，來放鬆女性心理壓力。

3.先天異常

少數情形，有些先天生殖器官發育的異常，使得女性陰道只有下三分之一發育，或是有橫隔，或是沒有發育，或處女膜肥厚、處女膜閉鎖，則會使性行為無法順利發生。這種情形需以婦產科手術處理。

經年沒有性行為與從來沒有性行為的女性

陰道組織久沒有擴張，剛開始一定會感到緊繃，但這種感覺在數次正常頻繁的性行為後便不會出現。

本來順利，最近出現困難

還要考慮是否影響骨盆疾病如子宮內膜異位等。

妳可依以下資訊，大約歸類無法正常進行性行為的原因。

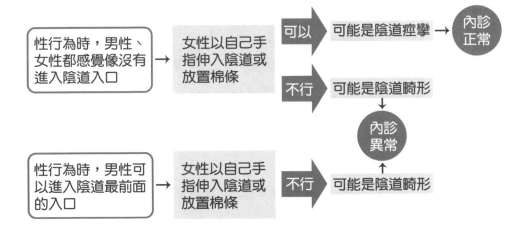

性交疼痛嗎？

「性交疼痛」與「性行為沒有得到快感」是不同的狀況，有性交疼痛的人比較不易在性行為時得到快感，但是沒有快感倒並不一定與發生疼痛有關，往往是情緒與技巧不足使然。

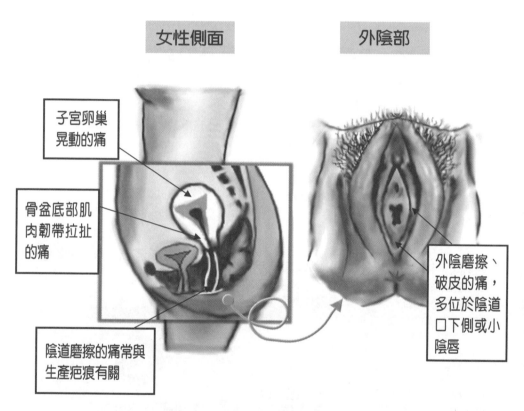

女性側面　　　　外陰部

子宮卵巢晃動的痛

骨盆底部肌肉韌帶拉扯的痛

陰道磨擦的痛常與生產疤痕有關

外陰磨擦、破皮的痛，多位於陰道口下側或小陰唇

圖6-2：性交時可能發生的疼痛

　　性交疼痛是指性交時感覺疼痛，痛的位置主要有：外陰痛、陰道痛、下腹痛三種。統計顯示約有三分之一的女性，一生中會發生至少一次性交疼痛。疼痛的原因，最常見而且不分年齡，任何女性都可能發生的，包括：
・女性潤滑度不夠：往往是氣氛不對、前戲時間不夠長，或任何原因引起

女性對該次性行為感到焦慮、緊張、恐懼、沒有興趣，性行為一開始分泌出來的潤滑液便不足，造成女性一開始便疼痛，甚至磨擦破皮、事後疼痛好幾天。

· 男性陰莖進入骨盆太深、動作太激烈：如果性行為剛開始潤滑度不夠，或是陰莖進入陰道過急，陰道口皮膚都容易裂傷。動作太大太用力，撞擊到子宮或膀胱直腸，往往也可能拉傷骨盆底部肌肉韌帶，甚至導致卵巢破裂內出血。因此，性行為的腹痛如果加重，要就醫確定有無影響生命安全的內出血。

除了這兩大原因之外，根據性經驗與年齡、生活狀況，還有其他常見原因（如下圖），造成不同位置的性交疼痛。

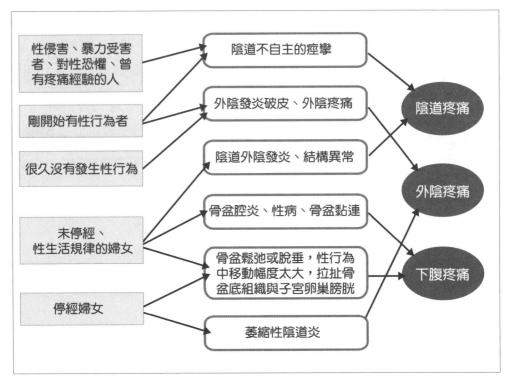

圖6-3：其他造成性交疼痛的常見原因

缺乏性趣？性生活無法得到滿足？

性功能障礙指的是無法在性行為中得到快感的現象。發生的比例可能高達30～40%，可是卻因為難以啟齒，許多女性只好帶著狐疑、默默忍受；事實上，如果找出原因，大部分都可以得到解決，改善自己的性生活品質。

對於女性而言，缺乏性趣可能是因為生理上的結構或疾病，也可能是純粹心理上的問題，或兩者都有。雖然各個年齡與性別都可能發生性功能障礙，但通常年齡越大、機會越高。

進一步討論，性功能障礙的原因包括──

- 性慾受到壓抑（提不起興致、缺乏開始的興致）：原因包括荷爾蒙變化、疾病、醫療（如手術、癌症之化學療法、放射線療法）、憂鬱症、懷孕、壓力、疲勞、工作、覺得性行為變成一成不變的公式感到乏味、更年期、照顧孩子（怕被看到）。
- 性慾無法被激起（性行為中無法感到有性慾）：包括前戲技巧不夠、時間不足、環境氣氛不對、陰道外陰潤滑不足、焦慮，少數人則是陰蒂與陰道的血液循環不佳，充血不夠。
- 無法達到高潮（性冷感）：原因包括性慾受到壓抑、沒有成熟的性技巧、心理壓力（罪惡感、曾被性侵害、被虐待），或就是單純前戲與性行為給予的性刺激不夠、服用影響性慾的藥物、慢性病。
- 性行為時感到疼痛（性交疼痛）：原因見上段。

診斷

根據上面提到的問題，大致需檢查的範圍如《圖6-4》。

治療

除了婦產科醫師，有時還需心理諮商師協助。

- 瞭解性與器官：女性需瞭解性器官的構造、性行為時性器官的功用與變化，讓性行為不致變成瞎子摸象；更年期婦女應瞭解老化對於性器官的影響，嚴重可考慮借助外用荷爾蒙來幫忙。

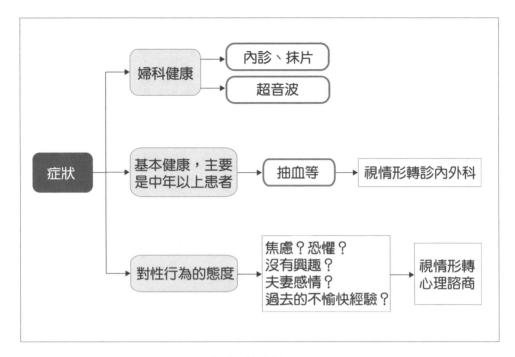

圖6-4：檢查範圍

- 設法增加情慾：包括觀賞非變態性行為的成人影片，教導促進情慾的書籍、色情書刊、多做凱格爾氏運動、練習自慰、變化兩人性行為時固定不變的模式。
- 以想像力降焦慮：幻想與情慾有關或無關的情節、彼此先按摩、沐浴或泡澡；有「陰道痙攣症」的人要練習使陰道放鬆（見本章後段說明），並勤加練習。
- 純愛撫不性交：先進行幾次不包括性交的愛撫，夫妻利用身體敏感的部位互相刺激，並且在感到舒服時，以彼此瞭解的方式表達自己的感受，鼓勵對方繼續。這樣較長時間的愛撫，會促進兩人對彼此性喜好的瞭解與溝通，並使未來的性更加順利舒坦。
- 減少可能的疼痛：使用不含藥劑成分的性行為陰道潤滑劑幫忙（K-Y凝膠），藥房有售；避免男性陰莖過於深入傷及骨盆，所以選擇女性比較不會疼痛的姿勢，也就是：（1）當女性作為性行為動作的主導者；（2）

女上坐、男下躺；（3）不得已，事前吃一顆止痛藥。
- 治療疼痛：根據上面一段所提及的疼痛原因，治療各種引起疼痛的疾病，如外陰陰道發炎、骨盆炎、腫瘤等。
- 緩解已發生的疼痛：事後熱敷小腹、泡澡。

什麼情況應該就醫？

- 偶爾發生的性交疼痛，可以觀察一下，並停止性行為至少一週。僅只一次的疼痛，可能是不夠潤滑導致陰道口磨擦疼痛；太激烈性行為使骨盆肌肉、韌帶拉傷、或外陰皮膚裂傷；卵巢排卵後因性行為導致腫脹破裂形成血腫、內出血，大多不嚴重，臥床休息會好。
- 塗抹潤滑凝膠無法改善的疼痛、持續不消的性交疼痛、反覆發生的性交疼痛，務必就醫不要忍耐進行性行為，以免延誤或擴大病情。
- 與某位性伴侶才會引起的事後疼痛，則男性也應就醫，排除性傳染病。

1.什麼是陰道痙攣症？

女性常見的困擾，許多女性一生的某些時刻偶爾會因緊張經歷這種疼痛。
- 輕型，性交疼痛；嚴重，無法進行性行為。
- 陰道痙攣是女性陰道下三分之一的肌肉，在性行為剛要進行時，發生不由自主的強烈收縮，引起女性疼痛、灼熱撕裂感，男性陰莖難以進入女性陰道，女性會感覺男性的性器官好像很具破壞力、太大、太硬，如果性行為繼續進行，有的人會好些；等到男性不再試圖進行性行為時，收縮的肌肉便會放鬆，但有些人還是繼續疼痛。這樣的女性如果自己裝置陰道棉條，或接受醫師內診時，也比一般人容易疼痛。
- 女性往往是因曾發生過會疼痛的性行為，使得後來有性行為時，陰道不由自主收縮想避免性行為。
- 治療並不困難，只是大多數人羞於啟齒，或當成是必然發生的疼痛忍受。
- 練習陰道放鬆的技巧可以改善疼痛與收縮，有點類似產婦練習拉梅茲運動一樣，勤練幾個月往往便可以收到效果！
- 如果男女、夫妻雙方不覺得須要改變現狀，也可不必治療。

2.陰道放鬆的技巧

- 目的：以意志控制收縮放鬆陰道肌肉，最後能夠在性行為中自由放鬆。
- 必須勤練，變成習慣的一部分，只練一兩晚不可能成功。
- 練習越多成效越佳；發生後越早開始練習成效越佳。
- 練習期間避免性行為，疼痛的性行為會讓人反射性的陰道痙攣更加嚴重；告知性伴侶需要數週到數個月的休息，但是除真正性行為需避免，其他活動包括愛撫、口交都沒有關係。

3.使陰道放鬆的方式

▨ 先練習「凱格爾氏運動」來收放陰道肌肉：

「凱格爾氏運動」是產後運動的一種，用來使陰道與骨盆底部的肌肉收縮強健。

- 先抓感覺：方法是解尿解到一半時想辦法停住解尿，這時妳用力縮緊的肌肉包括尿道、陰道、甚至肛門用來收縮的肌肉。反覆練習直到能很快停止解尿。
- 強力收縮：躺下來，把方才憋尿用到的收縮肌肉，用力收縮到最強，並持續5秒以上，越久越好。
- 完全放鬆：肌肉強力收縮到底時，忽然停止那一瞬間肌肉會主動放鬆，練習感覺自己肌肉放鬆的方式，並維持5秒的放鬆狀態。
- 上述兩個動作要每天反覆接連練習（強力收縮再完全放鬆、再強力收縮再完全放鬆），開始是坐馬桶上練，接下來到臥房中躺著練，最後，做任何靜態工作（站、坐）也都可以練。
- 記得練習的肌肉都在會陰部位，肚皮肌肉都要保持放鬆、軟軟的狀態；如果練習時腹部肌肉也在用力，等下全身很難放鬆，久了也容易骨盆下垂！

▨ 以手指來幫助練習：

因為有沒有放鬆自己很難確定，故而以手的感覺來幫忙；此外，手指頭的置入能幫助妳假想性行為的感覺，幫助陰道習慣這種感覺。

- 將手洗乾淨，指甲剪短，塗一些潤滑用的凝膠或乾淨的水，躺下來，食指或中指放入陰道約5～6公分。
- 在練習凱格爾氏運動之收、放時，看陰道收縮時是否指頭感到緊緊的？

放鬆時是否指頭感到鬆鬆的？

- 逐漸增加放入的指頭數目，從用食指到食指中指併用，再到後三根指頭一起，使陰道適應接近真實陰莖置入的狀況，也就是大約三指的寬度。
- 沒有把握是否做對，可到婦產科請醫師幫忙確定。
- 以上練習，獨自處理比較好，性伴侶不要在一旁。
- 不要給自己太多壓力或限定多久成功，沒有很快練成，或無法進步到三指寬度，不要著急失望，慢慢來，大多數人都會成功進步到三指寬度，時間從數週到數月不等。
- 不喜歡使用多根手指可以購買情趣用品的按摩棒（假陰莖）來代替。

▨ 重新練習性行為：

- 到達三指寬度練習3次以上，可以準備重新開始性行為。
- 沒有把握時，請男性在充分前戲後，以上步驟的手指方式逐漸增加放入的指頭數目，並輕輕的轉動手指，當女性覺得舒服、不痛，才繼續真正的性行為。
- 剛開始恢復性行為，一定要使用潤滑凝膠，女性應在上位（女上男下），

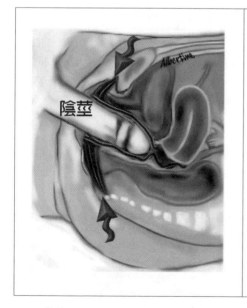

陰莖

圖6-5：陰道口之括約肌

箭頭所指，為女性陰道口控制收縮放鬆的括約肌，也就是所謂陰道下三分之一的肌肉。緊張時，此處肌肉不自主地收縮，使性行為無法進行，或是醫師無法內診，也會造成女性疼痛。練習凱格爾氏運動可以讓女性更能自己控制這群肌肉。讓它該放鬆時放鬆、該收縮時收縮。

如此可以充分掌握陰莖進入的速度，避免潤滑不足、過快進入、或進入太深造成的疼痛。

- 陰莖剛要進入時，肚皮稍微用力收縮好像要排大便一樣，這種用力可以使陰道比較容易處於放鬆狀態；身體要迎向男性的方向、大腿儘量張開，才能有利陰莖進入，反之，則很難有適當的空間使陰莖進入。

- 感覺痛時，務必停止性行為，並且收縮陰道再放鬆，幫助陰道重新放鬆。

- 一旦陰莖進入，前幾次女性可以平躺不要太配合男性動作，以保持身心放鬆；成功後女性再逐漸增加動作。

- 如果失敗，不必太擔心，先重新練習上步驟，順利幾次後，再回到性行為的練習。

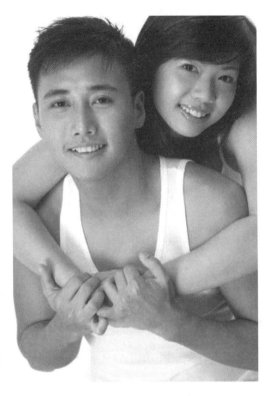

圖6-6：美好的性生活需靠夫妻兩人良好的協調與溝通。

▨ 無法靠上述方式解決的陰道痙攣症包括：

- 受過性侵害或討厭畏懼性行為等心理因素導致的陰道痙攣，接受心理諮商比較能夠改善。

- 因發炎、腫瘤、傷口等的疼痛導致陰道痙攣，應該處理疾病本身。

促進美好性生活

延續以上的話題，任何時候擔心性行為會引發疼痛，或想要積極尋求性行為的美好經驗，或新婚夫妻行房困難，可以經由幾個小動作，來幫助性生活進行與達到更美好的感受。

女性高潮的生理表現包括發生陰道肌肉、肛門括約肌、子宮連續好幾個的節律性收縮，此外，剛發生高潮後，許多女性可以於短時間內達到下一次的高潮。

1.使用潤滑用的水溶性凝膠：

有壓力或沒興趣時（自己感到很疲倦、沒興趣、對此次性行為感到緊張，卻不想拒絕男性），女體比較無法分泌潤滑黏液幫助陰莖進入體內，凝膠可以簡單解決潤滑問題，讓妳簡單過第一關。

2.充分與有效的前戲：

使用潤滑凝膠，並沒有辦法改善缺乏興奮感的問題，前戲除了讓女性分泌足夠的潤滑黏液，也會幫助陰道與外陰充血敏感，增加性行為當中愉悅的感受，比較容易達到高潮，因此不得已才使用潤滑用的凝膠。

- 前戲準備時間不夠長時（突然被要求的性行為、男性的前戲過於短暫），應與男性溝通增加前戲時間。
- 如果男性不瞭解如何讓妳達到興奮感，主動告訴他哪些動作或情境讓妳感到興奮（溝通這點時需要謹慎有技巧，部分男性對於主動追求性快感的女性會給予負面評價，其實這是不正確的心態）。

3.女上男下的姿勢：

這是比較能夠幫助大多女性能摩擦陰唇陰蒂、尋找快感、增加快感的姿勢，也能夠避免男性陰莖過於深入或動作太猛烈，造成女性疼痛或受傷。尋找會讓妳感到愉快的G點，對於促進高潮很有幫助（見P.112之圖）。

4.性行為當中做凱格爾氏運動：

可以增加陰道充血與雙方快感。

5. 完全不受干擾的空間。

6. 不勉強自己進行沒有興趣或體力的性行為。

7. 治療引起疼痛的原因。

8. 治療缺乏興趣的心理問題（焦慮、憂鬱）；停經婦女如缺乏性慾可能需要補充荷爾蒙。

9. 自慰：

這是瞭解自己身體反應最好的方式，瞭解自己才能給予性伴侶有效的意見；自慰可以使用假陰莖等輔助玩具，注意是否檢驗合格以免受傷；適度的自慰也可以紓解性方面的壓力。

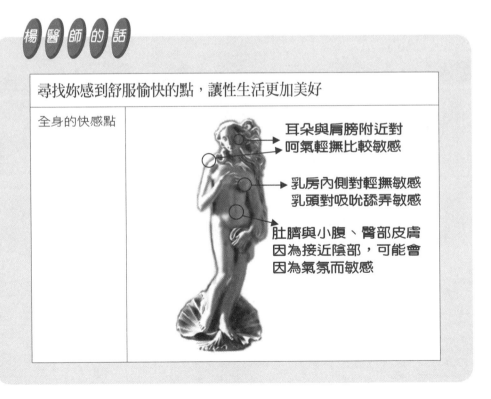

楊 醫 師 的 話

尋找妳感到舒服愉快的點，讓性生活更加美好

全身的快感點	
	耳朵與肩膀附近對呵氣輕撫比較敏感
	乳房內側對輕撫敏感 乳頭對吸吮舔弄敏感
	肚臍與小腹、臀部皮膚因為接近陰部，可能會因為氣氛而敏感

陰部的快感點	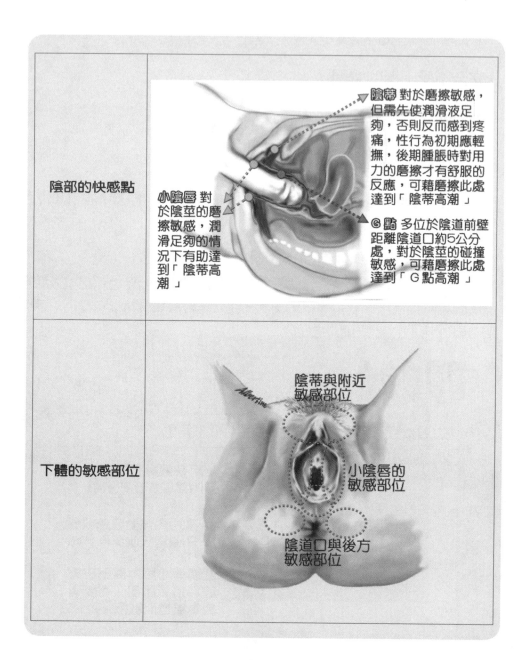
下體的敏感部位	

陰蒂 對於磨擦敏感，但需先使潤滑液足夠，否則反而感到疼痛，性行為初期應輕撫，後期腫脹時對用力的磨擦才有舒服的反應，可藉磨擦此處達到「陰蒂高潮」

小陰唇 對於陰莖的磨擦敏感，潤滑足夠的情況下有助達到「陰蒂高潮」

G點 多位於陰道前壁距離陰道口約5公分處，對於陰莖的碰撞敏感，可藉磨擦此處達到「G點高潮」

陰蒂與附近敏感部位

小陰唇的敏感部位

陰道口與後方敏感部位

Chapter 7

想懷孕還是想避孕？

正常受孕過程

受孕是一個複雜的生理過程,必須具備幾個條件,其正常順利的受孕生理過程如下:(見《圖7-1》)

1. 卵巢有排出正常卵子。
2. 精液內有足夠數量、形態正常、活動力正常的精子。
3. 行房時機在女性月經週期排卵日前後一至二日內。
4. 性行為順利進行,男性有射精。
5. 男女性體質沒有互相排斥,精子順利通過子宮頸黏液進入子宮。
6. 正常功能且通暢的輸卵管,讓卵子、精子在輸卵管內相遇。
7. 卵子和精子相遇後,成功結合成受精卵。
8. 輸卵管功能正常,能提供受精卵養分,分裂為早期胚胎,並將早期胚胎送入子宮腔。
9. 子宮內膜及子宮腔健全,適合早期胚胎著床。

上述條件任一項不正常,就會影響受孕的順利,甚至導致不孕。而一般夫妻均正常,上述條件都具備,也只有兩三成嘗試一個月經週期就懷孕,一年下來約一兩成仍無法懷孕,這還不是指生產,足月生產的比例更低。

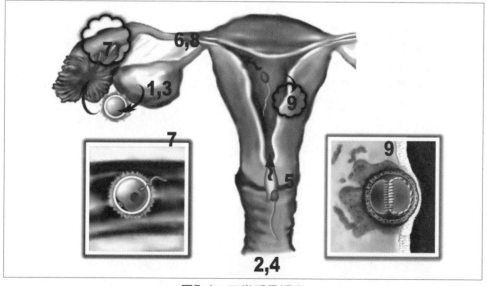

圖7-1:正常受孕過程

女性懷孕時機應考慮？

現代女性因為事業心或是經濟壓力，準備懷孕時機越來越晚，30歲以上的孕婦比例越來越多。當兩人決定何時要懷孕前，必須先知道，女性最宜懷孕生產的年齡是25～29歲左右，身心成熟、疾病少，受孕也不難。

1.受孕力隨年齡退步：

影響女性受孕力最直接的莫過於年齡，年齡愈大，受孕機會下降，胚胎不正常與自然流產的比例也增加，即使使用不孕技術，受孕比例也因年齡而下降。一般而言，30歲是一個受孕明顯退步的關卡，35歲則又降低得更明顯。覺得一定要生個孩子才感到滿足的女性，就要考慮儘量不太晚懷孕。畢竟，能否順利懷孕只有試了才知，檢查正常未必代表懷孕順利。

2.健康體力：

有關年齡的影響還要瞭解，懷孕中疾病（糖尿病、高血壓）、不適、產後肥胖，都隨著年齡而增加，不過不像受孕力那麼明顯退步。平時體重生活健康正常的女性，不見得會出現太嚴重的問題，但是已經有疾病或肥胖的女性便要分外小心，建議35歲以上準備懷孕的女性，先做個基本的健康檢查比較好。

3.家庭經濟能力、父母人格成熟度、夫妻關係穩定度：

許多人晚生的原因是考慮夫妻兩人的能力問題，如果妳不覺得生不出小孩是莫大的遺憾，晚點懷孕，等兩人都準備好，未嘗不是件好事。

選擇避孕方式

不同的男女關係、女體狀態，決定了避孕的方式，其中，不慎懷孕是否要留下是影響很大的因素。多數的避孕方式並非百分百，而流產則會傷身，因此選擇上不得不謹慎，沒有把握則應與醫師討論。

女性選擇避孕方式，要看態度

A **不小心懷孕一定不會留下胎兒：**這樣的女性要選擇避孕效果好的方式，當然相對地，對身體影響也會比較大些。

· 沒有生產過的女性以服低劑量避孕藥為宜，如只使用保險套可再配合殺精劑，以免因保險套使用不熟練而失敗。

· 生產過的女性因為子宮比較大一些，除低劑量避孕藥，另外可選避孕器，保險套配合殺精劑。

B **不小心懷孕會留下胎兒：**保險套就夠啦！

C **算安全期、不在陰道射精，**基本上效果不彰，成功避孕往往是兩人本來就有不易懷孕的狀況存在。

D **保險套是女性性病的防彈衣：**只要對方還不是關係穩定之長期性伴侶，千萬要用保險套，以今日社會性關係的複雜，不用保險套，可能被傳染大大小小的性病，包括未來會誘發子宮頸癌的人類乳突狀病毒、菜花、造成不孕的披衣菌、造成肝癌肝硬化的B型肝炎等。即使自己有用其他方式避孕，都還是建議不必告訴對方，讓他比較願意主動戴保險套。

E **萬一遇到不願使用保險套的男性：**建議明哲保身，理智考慮先鄭重商量好避孕方式，再談親密關係。聰明的妳，至少應該要求他去醫院泌尿科檢查沒有性病，並開張證明，可是，許多性病男人扮演帶原傳播的角色，不發病醫師也看不出來，包括人類乳突狀病毒、菜花、披衣菌等都是！

各種常見避孕方法之比較

避孕方法	使用方法和原理／優點	副作用	使用一年的失敗率	費用與時效	不宜使用的對象與應注意事項
完全沒避孕	無	無	85%	免費	絕對不想懷孕的人不宜
1. 自然避孕法 利用推算排卵期，應於排卵前5天，排卵後滿1天完全沒有性行為，才能完全避孕，但是排卵時間沒有辦法事先百分之百精確推算，往往發現排卵已經來不及避孕，不是安全可靠的避孕方式，失敗率頗高。					
基礎體溫法	每天晨起以基礎體溫計量體溫，並記在紙上，看自己第幾天排卵，體溫上升開始三天內避免性生活。 但等到確定體溫上升後避孕，往往來不及，因為精子可以活3天左右，排卵前的性行為，一樣可受孕！	無	30%	免費	失敗率高； 絕對不想懷孕的人不宜； 比較適合想懷孕的人抓時間受孕。
月經週期安全期	記載6個月以上自己的週期（最短每S天來一次，最長每L天來一次月經），危險期為月經來血開始算的第〔S－18〕天到第〔L－11〕天，其他為安全期。	無	15%～25%	免費	失敗率高； 絕對不想懷孕的人不宜； 配合下法可促進本法效果，只適合週期規則的人。
排卵期測荷爾蒙變化	排卵期女性荷爾蒙上升，測量法包括：（1）評估月經中期陰唇或陰道內子宮頸黏液，接近排卵期時會增加，呈透明、有黏性，像可拉絲的鼻涕一樣，就是快排卵了，需禁慾到黏液消失滿2天為止；（2）監測靠近排卵期4天左右之尿中或唾液中女性荷爾蒙、黃體化激素LH。	無	25%	・免費 ・電腦避孕器貴，一套要價數千元，且避孕效不佳	失敗率高； 絕對不想懷孕的人不宜； 每人黏液出現時機不同，可在懷疑排卵黏液時至醫院，請醫師確認； 比較適合用來幫助受孕。
陰道沖洗法	性交後沖洗是無效的避孕方式，反而可能因沖洗壓力，使精子更易進入子宮往內跑。	無			失敗率高； 絕對不想懷孕的人不宜。

避孕方法	使用方法和原理／優點	副作用	使用一年的失敗率	費用與時效	不宜使用的對象與應注意事項
性交中斷法（體外射精）	男性感到高潮來前停止性行為，讓陰莖離開陰道，需依賴男性避孕。勃起到射精前列腺液已流出來，內含精蟲可讓女性受孕；也可能來不及在射精前離開陰道口。	無	50%	免費	失敗率高；絕對不想懷孕的人不宜。

2. 阻斷避孕法：
射精後阻斷精蟲進入內生殖道（子宮、輸卵管），或阻斷卵子排出後受精著床。

避孕方法	使用方法和原理／優點	副作用	使用一年的失敗率	費用與時效	不宜使用的對象與應注意事項
保險套	薄乳膠或塑膠套，在性交前套住陰莖，避免精液進入女性體內；是唯一能在性行為中預防性病的避孕法。	對保險套材質（主要是乳膠）過敏，使用後陰道外陰發癢。	14%，熟練者可低至3%	每次數十元	年度失敗率與使用純熟有關；絕對不想懷孕的人最好要配合其他方式如殺精劑、避孕棉等其他避孕方式，以增加避孕成功率。
避孕棉	內含殺精劑，性交前塞入女生陰道，將陰道的精子殺死。女性可以隨身攜帶，臨時發生性行為時自行使用。	若放置時間過長，刺激陰道壁，使分泌物增多，容易引起感染。	沒有生產過的人20%，生產過的人40%	一盒數百元	失敗率頗高；還要發生性行為，一定要再補放；絕對不想懷孕的人不宜；不建議當唯一避孕法，應搭配保險套。
陰道隔膜、子宮帽	女生自己放到陰道內，配合殺精劑使用。女性可以隨身攜帶，臨時發生性行為時自行使用	同上	6～20%與保險套併用為5～10%	一個數百元	失敗率頗高；絕對不想懷孕的人不宜；性交後8～12小時內需取出；陰道炎、子宮頸糜爛發炎等生殖器發炎不宜使用。

避孕方法	使用方法和原理／優點	副作用	使用一年的失敗率	費用與時效	不宜使用的對象與應注意事項
殺精藥劑	在性交前注入陰道,有噴霧型、膠狀、錠片狀等,殺死精子,使用方便。 女性可以隨身攜帶,臨時發生性行為時自行使用。	對陰道有刺激、不舒服的感覺,容易引起感染。	6～20%,併用保險套為5～10%	一盒數百元	失敗率高; 還要發生性行為,一定要再補放; 絕對不想懷孕的人不宜; 不建議當唯一避孕法,應搭配保險套。

3. 避孕器

避孕方法	使用方法和原理／優點	副作用	使用一年的失敗率	費用與時效	不宜使用的對象與應注意事項
子宮腔內避孕器	裝置在女性子宮腔內,形狀有很多種,材質多是塑膠配合銅線圈。 荷爾蒙避孕器請見「荷爾蒙避孕法」。	經血量增多、經期增長、頭痛、腰痛。	0.6%	1,000～2,000×5年	較適合性關係單純或已婚者使用; 沒有懷孕或自然生產過的人比較不好裝; 尚未生育者容易引起感染,而影響未來懷孕; 適合哺乳、產後6週婦女; 需經過婦產科醫師檢查,沒有不適合裝的狀況; 須由醫師裝置,裝置中或之後會有子宮穿孔危險; 初期身體不適可服用止痛藥,症狀不消失應找醫師檢查,考慮取出; 無法預防性病,甚至可能增加骨盆腔發炎機會。

避孕方法	使用方法和原理／優點	副作用	使用一年的失敗率	費用與時效	不宜使用的對象與應注意事項
4. 荷爾蒙法 含黃體素者不應使用於有不明陰道出血、可能懷孕、肝病、血栓性疾病、乳癌的人！					
女性荷爾蒙與黃體素口服避孕藥	抑制排卵，劑量愈低者愈好。 適合年輕且絕對不想懷孕的人服用；能使月經規則、經血減少、減輕經痛、抑制卵巢功能性囊腫或子宮內膜異位瘤。 抑制子宮內膜病變，降低骨盆發炎機會，但哺乳不宜。	噁心嘔吐、腸胃不適、頭痛、乳房痛、體液滯留、體重增加、情緒低落、皮膚褐斑、粉刺等。	<0.5%，正確服用效果達99.9%，失敗往往因忘記服藥引起。	35～300／週期	有不明陰道出血、可能懷孕、肝病、血栓性疾病、乳癌的人不應使用。 35歲以上抽菸婦女、有心血管疾病家族史、乳癌家族史、肝功能異常、肝膽疾病、有血栓危險因子，如高血壓、糖尿病、深層靜脈曲張，心血管腦血管病史，應先徵詢婦產科醫師，瞭解服用避用藥須知。 口服避孕藥會使人容易缺乏葉酸、維他命C和B12，應注意維他命和礦物質補充，甚至服用綜合維他命。 副作用通常不厲害，且會慢慢降低，如果很不舒服或一、二個月還未消失，應找醫師考慮停用。 低劑量引發血栓的機率萬分之四點二，東方女性更遠低於西方。 過些時間某些人會發生經血過少，考慮換藥或停藥；也有人停藥後，月經無法恢復正常，大多是原本就月經不規則的人。 低劑量口服避孕藥副作用低，但服藥時間不規則容易影響藥效，每天務必定時服用。 無法預防性病。
純黃體素口服避孕藥（Mini Pill）	讓子宮頸黏液不利精蟲通過、讓子宮內膜不利著床、抑制排卵。 沒有女性荷爾蒙的副作用，不影響頭痛或高血壓。哺乳中可以用。	亂經、腫脹、乳房脹痛。	1%	數百元／週期	有不明陰道出血、可能懷孕、肝病、血栓性疾病、乳癌的人不應使用； 無法預防性病。

避孕方法	使用方法和原理／優點	副作用	使用一年的失敗率	費用與時效	不宜使用的對象與應注意事項
新避孕貼片 （Ortho Evra）	緩慢釋放女性荷爾蒙與黃體素到血中，每片持續7天，前3週每週換一塊，第4週不用藥，貼於下腹、臀部或上半身，但不可貼胸部。		1%	1,000～1,500元/週期	不宜者同上。 使用貼片者吸收進體內的女性荷爾蒙量比服避孕藥多60%。 2005年製造公司提出警語，使用者因血栓致死比率比服用避孕藥高三倍，2004年美國約12名20歲左右婦女，死於可能因使用貼片造成的血栓，另數十人出現中風與血栓相關疾病。 建議確定安全性前不要選用。
事後避孕藥 （緊急避孕藥） 詳見下段	利用荷爾蒙緊急抑制排卵或使內膜不利著床。	詳見下段	詳見下段	每次300～500	有不明陰道出血、可能懷孕、肝病、血栓性疾病、乳癌的人不能常用。
子宮內黃體素避孕器（Mirena）	將黃體素包裹在子宮內避孕器上緩慢釋放，經血過多的婦女能減少經量、縮短月經天數；拿掉便能馬上準備受孕。 比傳統口服黃體素劑量低，每天只釋放20微克，副作用明顯減少。可用5年以上，但費用較高。	見右欄		5,000×5年	使用一年後，子宮內膜停止增生，10～20%的人會完全沒有月經。常見副作用有點狀出血22%、漲氣19%、體重增加15%、乳房漲痛11%、頭痛7%、偶發性大量出血6%、性慾下降4%。裝後因故取出的比例9%～25%，其中5%是自行排出。 較適合性關係單純或已婚者使用； 尚未生育者容易引起感染；不宜。 需經過婦產科醫師檢查沒有不適合裝的狀況； 其他同子宮腔內避孕器。
新陰道避孕環 （NuvaRing）	含女性荷爾蒙與黃體素的避孕藥，做成環狀，壓扁成長條放入陰道頂端3週，拿出停用1週（誘發經期）；下個週期換新環放入。	頭痛、陰道感染	0.8%	每週期1,000	有不明陰道出血、可能懷孕、肝病、血栓性疾病、乳癌的人不宜； 陰道炎、子宮頸糜爛發炎等生殖器發炎不宜使用； 2003年美國上市，台灣還未正式進口。

避孕方法	使用方法和原理／優點	副作用	使用一年的失敗率	費用與時效	不宜使用的對象與應注意事項
諾普蘭	緩慢釋放黃體素抑制排卵，避孕效果長。	亂經、掉髮、皮膚問題、頭痛、卵巢囊腫不易取出。	0.04%	10,000×5年	有不明陰道出血、可能懷孕、肝病、血栓性疾病、乳癌的人不宜。須由醫師裝置；6個長效釋放型的條狀避孕藥，由醫師植入皮下（上臂內側）；因副作用，美國廠商已全面停產，故不建議使用！
長效狄波注射針劑	Depo-provera 150mg每3個月注射一次，抑制排卵、使子宮內膜萎縮、干擾輸卵管及子宮頸黏液。第一年月經可能會不來（30%），或有亂經大出血。	回復受孕能力的時間長，藥效過約等6～12個月，才有正常月經。	0.30%	每次500～800左右	有不明陰道出血、可能懷孕、肝病、血栓性疾病、乳癌的人不宜。長期數年使用，懷疑會造成使用婦女冠狀動脈功能異常，影響心臟健康，有心臟病危險因子如高血壓、吸菸、冠狀動脈疾病家族史、高膽固醇者，最好改用其他方式。須至醫院注射。

5. 一勞永逸法

麻醉下的簡單手術，將輸精管或輸卵管切斷並結紮，無副作用，不過心理上有適應期。

避孕方法	使用方法和原理／優點	副作用	使用一年的失敗率	費用與時效	不宜使用的對象與應注意事項
女性輸卵管結紮	包括經腹部使用腹腔鏡或迷你手術，或經陰道（很少做）來切斷、燒斷、夾住輸卵管，或是剖腹生產時順便做。	永久性不孕	0.20%	6,000～10,000	須由醫師實施，有手術的風險。 建議女性結紮只考慮必須剖腹時順便實施，其餘不如男性結紮安全。
男性輸精管結紮	手術的風險比女性小很多，找泌尿科醫師。	永久性不孕	0.10%	6,000～10,000	局部麻醉的小手術。 建議生兩胎、夫妻都滿35歲，比較不會後悔。可至市立醫院或衛生所查詢補助辦法。

性行為後的緊急避孕方法

事後避孕是激情過後趕緊補救以免不慎懷孕的救星，當然，它只能防止大多數的受孕，防止不了性傳染病。

男性的精子進入女性的生殖器與腹腔內後，約能存活3天，偶爾也到5天之久。在精蟲還有活力的時候，遇到剛從卵巢排出的卵子，便可能精子、卵子結合受孕，形成受精卵。受精卵經過5～7天左右，會經輸卵管到子宮內膜著床，因此，只要在著床前讓子宮變得不適合，就可以達到事後避孕的目的。

常用的避孕方式

1.服藥

主要抑制卵巢排卵、減少精卵結合能力、影響輸卵管運送受精卵、改變子宮內膜使受精卵無法著床。

- 高劑量黃體素：目前合法的事後避孕藥至少有兩種牌子：「后定諾」、「厚安錠」（共兩顆0.75毫克levo-norgestrel黃體素，隔12小時服用），可以降低懷孕機率約75%，也就是100個女生發生一次未防護性行為時，約有7人懷孕；而若吃了事後避孕藥，變成約2個懷孕，也就是事後懷孕率2%。
- 高劑量女性荷爾蒙加黃體素：由醫院診所調配高劑量傳統避孕藥而成，噁心、嘔吐比較嚴重，事後懷孕率15%，是找不到高劑量黃體素時的選擇。
- 高劑量的女性荷爾蒙：副作用大，少用。
- 墮胎藥RU486：也可當做事後緊急避孕藥，性行為後5天內使用，量低於流產時用量（10～100毫克），目前台灣受限法令，無法使用。

■ 事後避孕服藥的注意事項

- 需在性行為後72小時內服用第一份。事實上，第一份藥愈快服用效果愈好，因此自己的警覺性要夠高；而若真來不及72小時之內吃藥，新的報告認為五天內（發生120小時內）還是有一定效果，不必放棄。畢竟，事後避孕藥比起墮胎藥物便宜安全些。

- 事後避孕藥並不能當成墮胎藥使用！門診偶爾會有人月經過期了不驗孕，反而使用事後避孕藥想催經，事實上一旦已經著床，這些藥可能增加胎兒畸形，卻也可以安胎減少流產！
- 服用一包只能保護當次性行為，服用後若又發生性行為，一定要使用其他避孕措施，事後避孕藥無法避免後來的受孕！
- 會擾亂正常月經週期，不宜常常服用。
- 長期服用，可能導致身體受高量荷爾蒙影響健康。
- 服藥後月經可能照原時間來，也可能提早來，量可能差不多或只有一點，通常吃藥時間距離上次月經越近，越會來很少的月經，這些都算一次月經。
- 少數人服藥後開始持續出血，發生亂經的現象，觀察5～7天不會自己停止的多量出血，應請醫師檢查處理。
- 服藥後如果月經過期一定要驗孕。

■ 副作用

- 服用黃體素：噁心、嘔吐、頭昏、頭痛、疲勞、下腹疼痛、陰道出血。
- 服用雌激素：噁心、嘔吐、乳房漲痛。
- 噁心嘔吐可能把藥吐掉，萬一吐掉應立即補服一份。為降低問題，醫師多會給予止吐藥同時服用，減輕症狀，其它副作用一、二天內便會消失。

2.子宮內含銅避孕器

- 殺死精子、防止精卵結合、受精卵著床。
- 性行為後7天內裝置都還有效！
- 但是有其缺點限制（見本章上文），許多年輕未婚、未生產過的女性並不適合。

我這次懷孕要不要墮胎？

不慎懷孕時，許多人都想急著解決，但這個決定，有時影響了一生，還是多想一會吧！

相關法令

臺灣法律規定，有遺傳性、傳染性、精神疾病，或因懷孕分娩危及身體精神健康，及胎兒畸形、被強暴懷孕等因素，方得以墮胎，但另款又規定「因懷孕或生產將影響其心理健康或家庭生活者，亦得實施人工流產」，因此，大多數的女性墮胎，其實都根據後面這個條款來執行，也就是單純不想要這個孩子。

行政院院會於2006年10月剛通過新版「生育保健法」，規定因以上「影響心理健康或家庭生活」為理由而願墮胎者，醫療機構應先提供諮詢，於3天後懷孕婦女簽具同意書才能進行人工流產，為的是保障胎兒生命權。這項法案還尚未於立法院通過。此外，新版只要有配偶者，在墮胎簽同意書前告知配偶（原本需得到配偶同意），除非配偶生死不明、無意識、精神錯亂，或因告知配偶顯有危害懷孕婦女安全之虞，才無須告知。

身為女性，當然認為身體是女性自己的，決定權也應該在女性。但家家有本難念經，善用事後避孕與各種避孕法，才能讓女性真正達到「身體自主」，不受箝制。等到不慎懷孕再來處理，自己情感與身體，多少也已受到損害。

審慎決定以免來日後悔難受

此外，當妳決定要墮胎前，讓我以多年經驗告訴妳一些下決定的參考，避免來日遺憾：

- 如果妳這輩子一定要生個孩子才沒有遺憾：30歲以後受孕力下降、流產率增加，最好不要放棄眼前的懷孕，因為以後可能想孕卻沒動靜！
- 如果妳已經到達只能手術墮胎的階段：手術對子宮多少有傷害，未來還想懷孕的人，恐怕還是得好好想一想是否非墮胎不可？
- 如果妳已經到達只能催生墮胎的階段：其實懷孕不知不覺已經過了三分之

一至四分之一，催生墮胎的過程一樣很漫長、疼痛，也是應該想一想是否非墮胎不可？

· 如果讓妳懷孕的他是已經決定結婚的對象：兩人商量是否真得非放棄不可，以免溝通不良，日後互相埋怨是對方不想留下。

· 如果妳很怕胖與怕健康受損：30歲以後，懷孕已經比25～30歲的人容易留下肥肉，到了35歲高齡產婦，懷孕併發症更多、產後體力恢復更慢；早懷早生最易恢復身材健康。

　無論如何，都祝福妳一切順利。

表7-1：不同週數適合的墮胎方式

週數	墮胎方式
5～7週	· 2000年RU486（俗稱墮胎藥）在臺合法上市，法律規定必須在醫師監督下服用。 · 在藥局自行購買雖然比較便宜，但許多是非原廠藥（水貨）；發生大出血併發症，藥師是不負責處理的。 · 沒有確定是子宮內懷孕便吃藥墮胎，會延誤子宮外孕的診斷，造成內出血甚或致命。 · 對藥物過敏、流產不乾淨造成敗血症，一樣會危害生命安全。 · 未來不想再生育的人，以手術來墮胎亦可。
7～12週	· 只能以流產手術來墮胎，不需住院（少數醫生15週內均以手術墮胎，相對危險增加）。 · 人工流產的缺點是傷害子宮、可能造成出血、發炎、子宮腔沾黏等導致不孕，嚴重時還會因出血過多、麻藥過敏死亡。
12～24週	· 催生，過程與自然產的催生類似，需住院約2～3天。
超過24週	· 優生保健法規定24週內才可施行人工流產，24週以上需有醫療上理由才可墮胎。

※　臺灣未滿18歲的未婚婦女依相關規定實施人工流產，須法定代理人同意，並經輔導諮商。

不是有看到月經血，就一定沒有懷孕

遇到月經狀態異常或下腹痛時，醫師往往希望能驗孕確定和懷孕無關，許多人卻直覺地認為：「我月經有來呀！只不過量奇怪一些，幹嘛驗孕？」

其實，因為亂經或下腹痛中，對生命為害最迫切的莫過於子宮外孕，而只要驗孕結果為陰性，沒有懷孕自然不擔心子宮外孕，對於病人的生命比較有保障；其次，不是有看到月經血就一定沒有懷孕，許多時候懷孕或外孕本身就會有流產性出血，出現的時間也可能和月經差不多。

不論想孕或不想孕，對懷孕更要多一點警覺性，因為除了結紮，沒有一種避孕方式或事後避孕是百分之百成功的！

如果妳月經發生異常，不管量變少、大量、延期、提前，只要妳還不打算看醫生，請務必自行至流通量大的藥房購買驗孕棒，太小間的藥房，要小心產品敏感度太差或保存不良、過期，以致有懷孕也沒有驗出，這樣的事在門診屢見不鮮。

暫時亂經如果與懷孕無關，一切都還可以觀察看看。

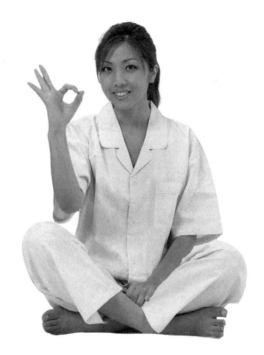

圖7-2：要證明是否真的懷孕，不可單憑有無月經而定，如有月經發生異常，最好還是能儘早就醫檢查。

準備懷孕（沒避孕）時應注意事項

想懷孕了嗎？有些功課要先做好，具備一些基本常識，包括孕前健康檢查、如何受孕等等，以免懷孕後碰到狀況才手忙腳亂喔！

懷孕與婚前，健康檢查應包括什麼？

對於婚姻與懷孕應做的健康檢查，建議的項目與妳們的目的相關。如果未來不打算懷孕，只想廝守終身，其實便不必做到優生健康檢查，只要檢查彼此有沒有互相會傳染的大病。

但對於滿35歲的女性而言，因為受孕力下降，如果還有懷孕壓力，最好夫妻兩人早早檢查出是否有問題，才能趕緊順利受孕，此時，對於女性受孕已經是必須積極進行的事！

· 婚前健康檢查：準備結婚前的男女，未來不打算生孩子，但需要知道相守一生的對象是否有重大疾病，目的是協助妳進入結婚、家庭生活前發現問題，瞭解自己與未來配偶的個性、健康情形，避免在不知情的情況下結婚，以保障婚後的家庭及家族幸福。但如果妳很在乎他未來是否會傳染給妳的小孩健康問題，或擔心有必須照顧終身的潛在遺傳疾病（如精神病），就直接做下一點：

· 優生健康檢查：準備結婚前年輕男女性，未來想生孩子擔心潛在障礙，其目的就是協助妳懷孕前瞭解自己與未來配偶的健康情形，避免生育出有先天缺陷的小孩。發生預期外的異常，必須深思熟慮，除了考慮是否不再交往，當然也可選擇以後不生育，相守一生。

· 孕前健康檢查：準備懷孕前，滿35歲的女性。

1.孕前健康檢查項目（見《表7-2》）

表7-2：孕前健康檢查項目

婚前健康檢查	
（1）嚴重傳染性疾病	♀♂血清免疫（B型肝炎抗原與抗體、C型肝炎、梅毒血清反應、愛滋病毒）
	其他性傳染病，如淋病在（2）♀婦產科及♂尿液檢查發病時常可看出
（2）基本健康狀態	♀♂職業、藥物史、吸菸史、飲酒史、家族中或個人是否有遺傳性疾病、某些特殊疾病、精神疾病的評估
	♀♂身高、體重、血壓、內外科身體檢查視力、色盲、聽力、胸部X光檢查（包括結核病）、基本血液、尿液、糞便、血清生化（肝腎功能、血脂質、血糖）、心電圖、甲狀腺功能檢查
	♀婦產科內診、子宮頸抹片檢查
優生健康檢查＝（1）＋（2）＋（3）＋（4）	
（3）影響懷孕或胎兒的感染	♀婦產科內診（抹片、分泌物檢測披衣菌、其他陰道細菌性感染，如鏈球菌）、德國麻疹抗體、水痘抗體、養貓狗與嗜食生肉（貓狗寵物應先至獸醫處檢查）者先驗弓漿蟲抗體
	♂泌尿科作生殖器檢測（分泌物披衣菌）
（4）影響胎兒的疾病	♂♀遺傳諮詢（特別針對家族中可能有的遺傳性疾病作早期診斷），主要是血友病、海洋性（地中海）貧血篩檢、肌肉萎縮症、葡糖六磷酸鹽去氫酶缺乏症（＝蠶豆症）等）、地中海型貧血篩檢（已含在基本血液項目）、脊髓性肌肉萎縮症（SMA）基因帶原檢測，以上視家族史決定
孕前健康檢查＝（1）＋（2）＋（3）＋（4）＋（5）＋（6）	
（5）進階健康狀態	♂♀肝膽超音波
（6）高危險妊娠檢查	♀婦科超音波，紅斑性狼瘡（ANA）
（7）不孕基本項目	♂♀血液染色體檢查
	♂精液分析、精蟲抗體
	♀視情況安排卵巢功能抽血，子宮輸卵管攝影

不建議懷孕的情況：
- 母親有嚴重的心臟病或任何影響生命安全的疾病，無法負荷懷孕過程。
- 夫妻雙方都有精神方面疾病，遺傳機率過高。
- 夫或妻有某些基因缺陷，如雙方都是同型海洋性貧血帶原（都是甲型或都是乙型）、雙方都是脊髓性肌肉萎縮症帶原。

2.檢查結果

■ 檢查出來有病

B型肝炎沒有抵抗力者（抗原無、抗體無）可以打B型肝炎疫苗；梅毒是可以治療；愛滋預防發病的藥物越來越多。

■ 家族中或個人是否有遺傳性疾病、某些特殊疾病

應誠實與負責地回答：有無已知染色體異常者、有無已知代謝異常疾病患者、有無遺傳疾病（包括高血壓、糖尿病、乳癌、直腸癌，如有帶原視狀況決定是否需治療等）、有無智障及發育遲緩者、有無精神異常者、本人有無已發作之先天疾病或精神異常。（註：目前我國也會針對新生兒代謝疾病做新生兒篩檢：先天甲狀腺功能低下症、苯酮尿症、高胱胺酸尿症、半乳糖血症、蠶豆症、先天腎上腺增生症等六種遺傳疾病。）

■ 德國麻疹、水痘沒有抵抗力（抗體無），可以打疫苗

在孕期感染德國麻疹，10％到60％的機率造成死胎、早產或先天性德國麻疹症群的寶寶。懷孕早期感染水痘，引起胎兒發育缺陷的機率達2.3％。細菌性感染之B群鏈球菌（GBS）是種常見腸內菌，卻是造成新生兒死亡及罹病最常見的致病菌，往往導致新生兒菌血症、腦膜炎、肺炎，甚至死亡。新生兒的B型鏈球菌大都來自母親陰道垂直感染。如果驗出便以抗生素治療。

■ 遺傳疾病：

隱性基因帶原者並沒有明顯病狀，需要基因檢查來確認。遺傳性疾病並非每胎都會發生，若考慮要孕育下一代時，應有事前認識，懷孕後積極產檢。

海洋性貧血、SMA、苯酮尿症大都是父母共同遺傳，屬隱性遺傳疾病，也就是父母都必須是帶因者，如此生育的下一代四分之一的機會是患者，其他正常或帶因。

1）海洋性貧血：

為單基因隱性遺傳疾病，抽血篩檢異常者只是懷疑，無法與缺鐵性慢性貧血區分，僅一人異常時不會遺傳中重型貧血給下一代，還是可以懷孕；兩

人皆異常者，應抽血送衛生署評核通過之遺傳疾病基因檢驗機構做確認檢查，當確認夫妻為「同是甲型」或「同是乙型」帶原者，流產率高，懷孕需抽取絨毛、羊水或胎兒臍帶血，來做產前遺傳診斷。一旦生出重度海洋性貧血，需終生依賴輸血，或做骨髓、臍帶血移植治療。

2）脊髓性肌肉萎縮症（SMA）：

這是可致命的遺傳疾病，每三十五個人中就有一位帶原，是台灣僅次於海洋性貧血的常見遺傳疾病。其他接受SMA基因檢查的時機包括：本身或家族中有懷疑SMA患者，經專科醫師以肌電圖及肌肉切片等確認、夫妻雙方家族皆有SMA病史可能會兩人都帶原、夫妻倆確診為SMA帶因者或曾生過SMA寶寶，懷孕中需進行產前診斷。

3）血友病、蠶豆症、色盲：

這是經由不發病的女性帶原者（X染色體隱性性聯遺傳），遺傳給下一代的男孩，家族史往往便可問出。

4）唐氏兒：

家族中有不表示一定會生出唐氏兒，可在孕期進行羊膜穿刺，來確認胎兒是否為唐氏兒。

5）軟骨發育不全（玻璃娃娃）：

這是自體顯性遺傳，家族史往往便可問出。

天然助孕法

1.如何抓到排卵期來天然助孕？

- 亂槍打鳥法：抓出妳的受孕危險期，每2～3天行房一次，至危險期結束（見《圖7-3》，月經第甲天到第乙天，就是受孕危險期）。
- 基礎體溫法：緩不濟急，量到體溫上升時已經排卵，只能做未來參考何時排卵行房之用，排卵多發生在體溫上升前1～2天，故下一週期便在高溫預期前2天開始，每2～3天行房一次至第二次體溫上升為止。（見P.133）
- 黃體刺激素LH測試法：以LH試紙檢驗排卵前的體內LH高峰，準確度可達99%，通常驗到陽性後的24～48小時排卵，因此今晨驗到有反應，約明晚行房。LH試紙於大間藥妝店或不孕診所有售，方式和尿液驗孕差不多。

・子宮頸黏液法：排卵前女性荷爾蒙會升高，使子宮頸分泌大量黏液，以利精蟲通過子宮頸，這些黏液呈鹼性，如果烘乾顯微鏡下會有羊齒狀分

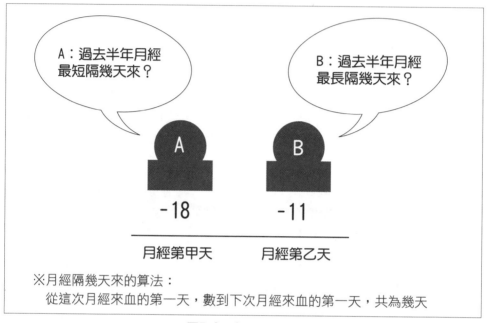

圖7-3：危險期算法

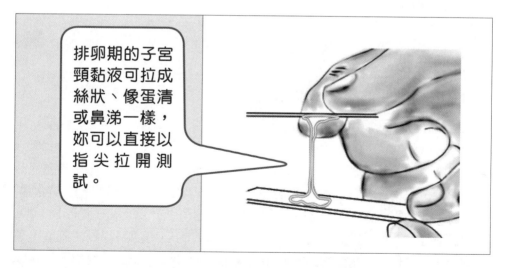

圖7-4：排卵期的子宮頸黏液自我檢測

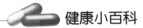

黃體刺激素LH測試法

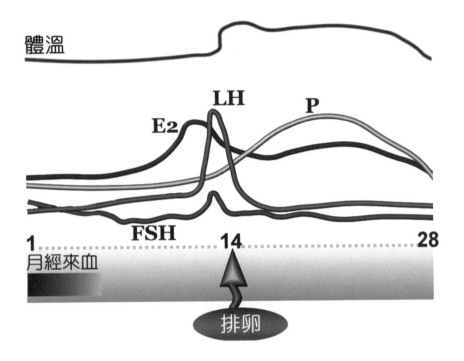

LH：黃體荷爾蒙刺激素，排卵前24～36小時升高，刺激排卵；並不是人人都在第14天排卵。

FSH：濾泡刺激素，作用在刺激卵巢卵泡生成。

E2：女性荷爾蒙，排卵前會升高，使子宮頸分泌大量黏液，以利精蟲通過子宮頸。

P：黃體素，由排卵後變成的黃體分泌，使子宮內膜黃體化，成熟，以利受精卵來著床。

體溫：會在黃體素出現後上升，因此看到體溫上升已經排過卵了。

叉。當妳感覺黏液特別濕而多，以手指沾取可以像鼻涕一樣拉絲拉長到7～8公分，就是快排卵了，請開始2～3天行房一次（參見《圖7-4》）。

女性陰道的酸鹼度變化，在排卵期黏液偏鹼（性行為分泌的潤滑黏液偏鹼），所以，在排卵黏液量最多，像蛋清般可以拉絲到7～8公分以上時，受孕力最高。

其他小撇步都可以幫助較多精蟲進入女性體內，增加受孕成功率，包括：
· 等女性先有高潮再射精，子宮頸黏液比較豐富，子宮頸也會稍微打開。
· 射精時深一點，靠近子宮頸。
· 射精時男上女下，女性臀部墊高。
· 射精之後，臀部墊高姿勢維持約20分鐘。

2.生男生女能控制嗎？

檢驗孕婦生男生女是有違醫德與法律的，除非家族有X染色體隱性性聯遺傳，如血友病，專門遺傳男性，則生男有一半機會罹患，檢驗出孕婦生女是一種對母親的安心。

精蟲分XY兩種，讓妳生女的X精子：體積大、生命力強、但游動速度慢，比較耐酸性，鹼性環境活動力相對偏低；讓妳生男的Y精子：體積小、生命力弱、但游動速度快，比較喜歡偏不酸，鹼性環境活動力相對偏高。

因此越靠近排卵時才行房、射精時深一點（靠近子宮頸）、等女性先有高潮再射精，都讓生男機會越高。也有人行房前以稀釋小蘇打水灌洗陰道，增加鹼性，效果不明。

排卵前2～3天先行房、之後不要行房、射精時淺一點（靠近陰道口），也不要等女性先有高潮再射精，讓生女機會越高。也有人行房前以稀釋食用醋灌洗陰道，增加酸性，效果不明。

想用天然方法努力生男或生女，對許多母親意義重大，但在此還是要提醒，如果想增加某種性別的選擇性，往往會影響一些受孕的機率；此外，太介意生男或生女，對於下一代是不公平的，想想我們自己生長過程因為性別得到的差別待遇，怎麼忍心在孩子出世前就以性別衡量它的價值呢？

請把助孕中促進生男或生女的動作，僅做幫助受孕的有趣常識與嘗試罷！

不孕的原因診斷與處理原則

等等等等…，等不到受孕消息總是讓女性壓力很大。其實，要養出不受親友耳語影響心情的功力，問問自己內心，與先生多多討論交心，看看懷孕是否那麼重要。

定義

很少人完全不孕，但許多人會懷孕的比較慢。90%年齡低於35歲的女性會在規律嘗試懷孕的第一年受孕，因此，臨床上把一年努力沒有受孕定為不孕，也就是如果妳有懷孕壓力時，試一年沒有消息比較需要到醫院進一步檢查原因。

當然，一旦要檢查，需要夫妻雙方都來才有效率，有時候問題出在先生沒有發現，白白浪費了女性容易受孕的年輕時光。

原因與診斷

基本上當妳們因為不孕到了不孕症門診，需要檢查或瞭解的包括幾個大方向。

1.基本問診

- 兩人基本狀況：年齡、基本健康、月經史、懷孕生產流產史（包括前次婚姻女性配偶）、性行為頻率、曾使用之避孕方式。
- 兩人疾病史：任何慢性病（甲狀腺問題、糖尿病、高血壓、貧血等）、感染（尤其性傳染病）、手術史、目前服藥。
- 習慣：抽菸、喝酒、工作壓力、懷孕壓力。

2.排卵功能的確認

- 月經來血第2～5天，抽血檢驗排卵功能荷爾蒙（濾泡刺激素FSH、黃體刺激素LH）是否有排卵異常或衰竭；月經不來的人，確定沒有懷孕時，給予約7天的黃體素催經後抽血。
- 月經週期之黃體期中期（如28天週期者為約第21天），抽血檢驗黃體荷

爾蒙是否不足。

- 抽血檢驗其他荷爾蒙異常：男性荷爾蒙（多囊性卵巢症候群）、甲狀腺功能低下、甲狀腺功能亢進、泌乳素。

3.女性骨盆狀況的評估

- 內診：醫師以手感覺有無骨盆黏連、發炎，做相關感染、各種性傳染病（如披衣菌）的檢測與治療。
- 超音波：腫瘤、黏連的評估。
- 子宮輸卵管攝影：使用X光顯影劑打入子宮並攝影，看輸卵管是否暢通。
- 腹腔鏡：腫瘤、黏連的評估與治療；檢查輸卵管是否暢通，並可順便嘗試改善輸卵管狀態（清除黏連，輸卵管造口術）；是子宮內膜異位症確定診斷的方式，手術燒除異位組織是否對促進輕度與中度患者懷孕率還有疑問，但1997年加拿大的報告認為是有幫助的。

4.男性方面的檢查

近幾十年精蟲品質一直降低，男性如有感染過性傳染病、腮腺炎、生殖器官或睪丸受傷、過度抽菸或喝酒、服用毒性較強的藥物、長期慢性病，或在化學工廠等毒性環境上班，則高度懷疑精蟲有問題。先天問題中則以隱睪症造成的最常見，即使3歲以前已經手術治療，仍可能影響精蟲製造。

還有個容易被忽略的問題也造成現代男性精蟲製造不良，也就是胯下溫度過高。原因包括穿太緊的內褲、外褲（尤其牛仔褲），長期開車、坐辦公室，泡太熱的澡、三溫暖，熱度過高影響精蟲製造。

男性基本檢查包括：觀察第二性徵發育、睪丸與副睪大小彈性、是否有精索靜脈曲張、精液分析、抽血驗荷爾蒙（濾泡刺激素FSH、黃體刺激素LH、泌乳素、男性荷爾蒙）、偶爾需抽血驗染色體、做睪丸切片。

不孕原因與檢查方式總覽

不孕原因		疾病	檢查方式
女性	不排卵	多囊性卵巢症候群	抽血檢查荷爾蒙、照超音波
		泌乳素過高	
		卵巢功能低下	
		卵巢過早衰竭	
		腦下垂體功能低下	
		體重變化導致的無月經	
		運動過量導致的無月經	
	輸卵管阻塞	感染（披衣菌、骨盆腔炎、盲腸炎）	各種感染相關培養或測試、子宮輸卵管攝影、超音波、腹腔鏡
		子宮內膜異位症	
		手術導致（結紮、其他腹腔或骨盆腔手術形成黏連）	
	心因性問題	缺乏性慾、壓力焦慮導致亂經	抽血檢查荷爾蒙、照超音波確定正常、病史，考慮心理諮商
	子宮頸黏液問題	子宮頸黏液過於黏稠，精蟲不易通過	同房後試驗
		抗精蟲抗體	精液分析
男性	男性性功能障礙	藥物、疾病（糖尿病）、心因性之勃起障礙	精液分析、男性至泌尿科檢查勃起功能等
	其他男性異常	輸精管阻塞造成無精症	精液分析、病史、抽血驗荷爾蒙、睪丸切片、染色體
		染色體異常（Kallman氏症候群，XXY）	
		精蟲活動力不佳	
		先天睪丸功能衰竭	
		隱睪症	
		化學治療或放射線治療影響精蟲製造	
		內分泌異常影響精蟲製造	
		抗精蟲抗體	

表7-3：正常精液分析的結果

精液量	≧ 2 cc
PH值 （酸鹼度）	≧ 7.2
精蟲數量	每cc ≧ 2千萬
活動力（精蟲游動的速度與方向）	一小時內的活動力應有≧50%為前進運動（2～3級）或是≧25%屬於快速前進運動（3級）
型態	沒有定義，但不孕症上認為，如果正常型態精蟲不到15%，會明顯影響受孕力
精蟲抗體：MAR混合抗球蛋白	附有顆粒的活動精子≦50%
精蟲抗體：免疫念珠試驗（Immunobead test）	附有念珠的活動精子≦50%

註：過多的精蟲抗體影響懷孕的程度高於低精蟲數量。 （世界衛生組織標準）

※　檢查方式為：

（1）先禁慾3～5天，勿超過或太短。

（2）不可用保險套裝取標本，而是直接裝到罐中。

（3）可自行在家裡取出後，室溫下（最好放外套口袋中）。

（4）射精1小時內送到實驗室。

基本的助孕技術方向

診斷		常用治療
女性不孕問題	子宮內膜異位症	試管嬰兒——即體外受精加胚胎植入（IVF/ET）
	輸卵管阻塞	
	子宮頸黏液問題	
	不明原因之不孕症	
	排卵稀少或不排卵（多囊性卵巢症候群等）	以藥物刺激排卵（誘導排卵）
	卵巢過早衰竭	捐卵
	停經	
	子宮畸形、無子宮	代理孕母
男性不孕問題	精蟲活動力不佳	配子（精蟲與卵子）輸卵管植入（GIFT） 受精卵輸卵管植入（ZIFT） 人工受精（IUI）
	抗精蟲抗體	
	完全無精症	捐精之人工受精
	嚴重男性精蟲不足	單一精蟲卵質受精術（ICSI）

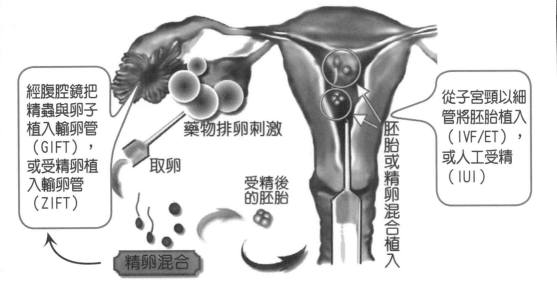

圖7-5：助孕技術示意圖

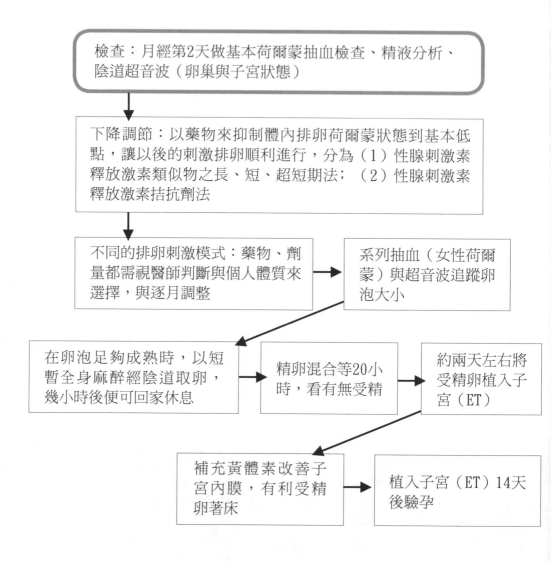

表7-4：進行試管嬰兒的常見步驟

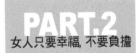

PART.2
女人只要幸福, 不要負擔

Chapter 8

年過30的體重控制與飲食

》肥胖新標準！
》女性一生三大發胖期之孕期肥胖
》中年以後的女性肥胖
》30以後減重隨年齡愈來愈困難

肥胖新標準！

在這裡討論如何避免過度肥胖，是因為擔心肥胖對健康的影響。過胖與過瘦都會影響健康，但如果胖讓妳感到非常沮喪，那麼妳可能太注重別人對自己身材的評價，審美價值也被他人左右了。降低肥胖對身體的影響是種生活態度，與長期的習慣，妳沒有必要因為肥胖而覺得自卑，不懂得讀妳內心的男人或朋友，本來就不值得深交。

妳算胖嗎？

下表是行政院衛生署通用的計算標準，比較籠統。

身體質量指數計算標準

■女生標準體重（公斤）＝〔身高（公分）－70〕×0.6
・實際體重＞標準體重120%（1.2倍），為肥胖
・＜標準體重 20%（＜0.8倍），為過瘦
■用大的體脂儀算體脂肪
・占體重17～27%，為正常；30～35%，稍胖；35～40%，肥胖；＞40%，很胖
■身體質量指數（BMI）：BMI＝體重（公斤）÷〔身高（公尺）×身高（公尺）〕
■衛生署訂18.5～24為標準，稍過寬鬆。（請見P.59）

定義	臺灣（亞太地區肥胖指數更嚴格）	歐美肥胖指數
過輕	＜18.5（＜18.5）	＜18.5
正常	18.5～23.9（18.5～22.9）	18.5～24.5
過重	24.0～26.9（23.0～24.9）	25.0～29.9
輕度肥胖	27.0～29.9（25.0～29.9）	30.0～34.9
中度肥胖	30.0～34.9（30.0～34.9）	35.0～39.9
病態肥胖	≧35（≧35）	≧40
（不適用於未滿18歲、孕婦、哺乳婦、老年人、運動員）		

■ 女生腰圍＞80公分，算中廣型肥胖。（腰圍測量為肋骨下緣到髖骨上緣中間點的那個平面一圈的長度，與肚臍高度差不多或再稍低）

表8-1：臺閩地區女性身體質量指數（BMI）簡易常模表

年齡 （歲）	過輕	稍輕	適中	稍重	過重
20～25	～18.8	19.4～20.4	19.9～21.0	21.1～22.5	22.6～
26～30	～19.3	20.0～21.1	20.5～21.8	21.9～23.2	23.3～
31～35	～19.9	20.0～21.1	21.2～22.3	22.4～24.2	24.3～
36～40	～20.5	20.6～21.8	21.9～22.9	23.0～25.1	25.2～
41～45	～20.6	20.7～22.3	22.4～23.8	23.9～25.9	26.0～
46～50	～21.5	21.6～23.1	23.2～24.3	24.4～26.3	26.4～
51～55	～21.7	21.8～23.9	24.0～25.5	25.6～27.2	27.3～
56～60	～21.9	22.0～23.5	23.6～25.4	25.5～26.8	26.9～
61～65	～21.8	21.9～23.7	23.8～25.8	25.6～27.4	27.5～

肥胖標準隨年齡放寬

對照體委會的臺閩地區女性身體質量指數簡易常模表，可以看出肥胖的標準，其實會隨年齡而放寬，如BMI為22.4，在31～35歲算稍重（剛好超過適中），但到了40歲就變成適中的下限。

這相當於160公分高的女性，重57.3公斤，在41～45歲是剛好的，31～35歲前則會算稍重。看到這表應該讓許多人放心不少，但反過來說，中年發胖是個很難避免的事。為什麼呢？請見本章之「中年以後的女性肥胖」。

從上段資料也可以瞭解，肥胖的角度有很多種，但其實重點在於體脂肪不可太高，減重的目的主要是減「體脂肪」，因為它對健康的影響很大！但有的人重在肌肉，有的人重在水分堆積，這需要以「體脂儀」偵測體組成來判斷，否則只看BMI，減肥的方向會出錯。

女性一生三大發胖期之孕期肥胖

女性在青春期、懷孕期、停經期最容易發胖。年紀越大新陳代謝變慢、運動量少、食量沒變時,減重就更困難。

女生不像男生,男性荷爾蒙會優先幫忙消耗熱量,促進新陳代謝與肌肉合成,所以女性本來熱量的需求就比男生少。

有效避免孕期肥胖

個人覺得可以自己避免孕期產後肥胖的最簡單部分,是——

1.懷孕期間不要胖太多

以前衛生署建議懷孕胖10~14公斤,已有台灣醫師開始提出10~12公斤的方向,而原本過重的人還要酌減到7~10公斤,光是少胖,產後減重就輕鬆不少。媽媽養胖對小孩沒有實質的好處,胖寶寶並不會比較健康,糖尿病母親的胖胎兒反而呼吸能力的發展比一般胎兒要慢,所以為寶寶吃胖是很錯誤的觀念,除非是孕前過瘦的人。

2.產後自帶小孩與哺乳

哺育母乳可以助產後減肥,帶小孩的月子往往睡得不如沒有自己帶的人好,但哺育母乳其實會增加母親心情穩定的血清素,寶寶也睡得安穩,所以自己帶並沒有想像中困難,還可增加運動量。

3.不迷信月子食補

坐月子多半有要「補」的習慣,想想這是民不聊生的中國古代發明的,保護營養不良、操勞過度產婦的方式,對於營養過剩的現代人,如法炮製,其實相當不切實際與過度。

西醫並未沒有所謂坐月子觀念,個人經驗則發現,產後「能躺就躺」、「用束腹帶撐住下腰」、「規則輕按摩子宮」還是重要,能幫助子宮恢復、預防下垂、幫助肚皮恢復緊度,這遠比吃補品重要得多了!

產後多少有被關愛的心理需求存在,產後女性的心情也容易起伏不穩

定，需要家人多加關懷，但是如果我們自己知道忌口，瞭解重點在於向家人獲得照顧小孩的幫助與支持，就不會對「補」充滿了迷信！

以上重點是少吃過度熱量，而不是一定反對各種調理。每人體質不同，如果妳懷孕前平日少運動，便容易血液循環不佳、動輒手腳冰冷、經痛。但如妳本身希望得到中藥調理，則月子期間，等到產後第三週一切正常時，適度以中藥、麻油雞酒調理，應該會短期有所幫助！藥補、食補不一定要吃入很多熱量，如發奶的魚湯上的魚油可以多喝，吃魚不吃皮；麻油雞酒中的麻油不要太多，喝湯不吃肉；少吃含壞油多的動物內臟（古代人吃是因為營養不良）；多吃蔬果（少數人對生冷蔬果如瓜橘、白菜會感到子宮收縮疼痛）少澱粉，妳就可避免產後變成胖美人，留下一生不走的肥肉。

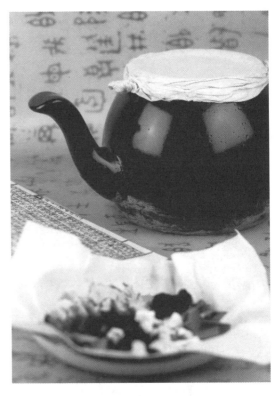

圖8-1：坐月子時，應以高纖維質、優質蛋白質及富含多種維他命及礦物質的飲食為主，儘量減少油脂的食用，有助於預防產後肥胖。

產後一個月是產後減肥的關鍵期，此時活動量不大，想要迅速減少脂肪，忌口少油很重要。想當年敝人獨自在家帶寶寶，麻油豬腰沒特別吃到幾片，頭照洗、澡照沖、廚房照進，現在還是一年頂多感冒一次，絲毫不覺產後身體虛弱。大家要有信心呦！

中年以後的女性肥胖

为什麼不停強調體重？實在是因為目前發現體重對下半生的健康影響甚鉅！但是我們的焦點在於建議妳瞭解如何避免不必要的肥胖，儘量以飲食運動改善體重，達到符合健康的標準，來改善中年之後的生活品質，但請千萬記得，沒有誰需要因為自己的體型胖而感到沒面子。

肥胖不但是代謝症候群的危險因子之一，往往也與其他的血糖、血脂異常有關；影響健康的壞習慣，事實上從幼童、青少年時期便已經在累積，而小孩時期卻很難理解這樣的健康概念，但是任何好的習慣，也具備「只要開始做便有好處」的特色！前面所提抗氧化食物，再加上熱量控制與運動，從妳現在年輕做起，自然好處多多。但也要提醒，刻意過瘦一樣不利健康，這裡只是鼓勵維持適當體重。

已經肥胖、高血脂血糖的人怎麼辦呢？其實「代謝症候群」是個帶有警示意味的名詞，它只是提醒「得獎者」小心與心血管疾病（心肌梗塞）、腦血管疾病走得太近了（中風），危及生命安全；反過來，只要積極診斷、積極以改善飲食生活型態、輔以藥物來處理，便可以把它對身體的危險性降到最低！

 健康小百科

亞洲人「代謝症候群」五個危險因子

- 中心型肥胖：男性腰圍≥90公分，女性腰圍≥80公分
- 血壓≥130/85mmHg
- 空腹血糖濃度≥100mg/dl
- 三酸甘油脂濃度≥150mg/dl
- 高密度脂蛋白膽固醇濃度：男性<40mg/dl或女性<50mg/dl

五項危險因子中符合三項以上為代謝症候群，表示健康已亮起紅燈。

（2005年國際糖尿病學會定義）

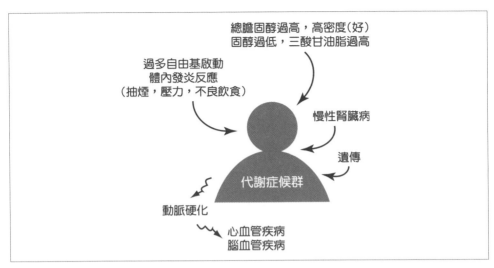

圖8-2：代謝症候群與健康的關係

以下先列出會胖的許多原因：

1.基礎代謝率慢

女性基礎代謝率本來就比男性低，30歲開始，女性基礎代謝率（基本新陳代謝所需要的熱量）逐年下降嚴重，而新陳代謝率隨年齡增加又會變慢，平均每10年約降低2%，使身體對熱量的運用變得慢很多。

如體重55公斤的成年女性30歲前，一天光維持生命用掉1637大卡，過了30歲只需要1307大卡。因此如果30歲後食量和20歲一樣多，不增加活動量，每天平白多了300多大卡多餘熱量，每年很容易便胖個1～2公斤，幾年下來，很不得了！

女性年齡（歲）	基礎代謝率（千卡）
＞18～30	14.7×體重＋496
＞30～60	8.7×體重＋829
＞60	10.5×體重＋596

所以30歲以後，食量務必要逐漸減少──點心、宵夜少吃，甜食、精緻糕餅少碰、少油不吃炸物、高纖米飯蔬果多吃；否則肥肉便以不起眼的速度緩

慢增加，日積月累後，等嚇到自己時已經相當可觀。

那妳會問，到底吃多少才算不多？要學自己算太慢，建議妳成效不彰又弄不清楚時，可掛醫院營養師門診求助，或參加各大醫院的減重班，有營養師針對個人體質幫妳擬菜單，甚至還有配合復健科的運動課程。

2.家務事不能算運動！

許多女性以為做家事便是運動，這是天大的錯。根據研究，中年以後的肥胖問題，吃入的熱量影響不大，可能因為食量變化不大，大多人也認為少吃很重要，最大的發胖因子在於缺乏運動──這裏是指「純粹為運動而做的有氧運動」。

在抗衰老部分的「體適能計劃」已經提到運動對健康防老的好處，「健康減壓的生活型態」也說到運動對抗壓、助眠、調整免疫力等的好處，在此更要強調運動對中年減重是很重要的環節！

為消耗年齡帶來的每天約300卡的肥肉，我們來看看如何耗得掉？妳會很驚訝，10分鐘的運動耗不到一杯珍珠奶茶。可是，如果每天做10分鐘下列活動，妳一天的熱量需求也會提高100～200大卡，所以「運動」加上「不多吃」，每天多耗去300大卡肥肉，便不成問題。

建議妳常做促進熱量消耗的有氧運動，而且要連續20～30分鐘才可能消耗掉肥肉，如慢跑、跑步、踏板運動、爬樓梯、跳繩、跳彈床、快走、上有氧

表8-2：各運動的熱量消耗

運動10分鐘	可消耗卡路里數（大卡）
游泳	210kcal
慢跑	100kcal
跳繩	90kcal
打網球	75kcal
騎自行車	50kcal
快走	48kcal

※大卡是測定能量的單位，一般食品包裝上所印的卡路里是指「千卡」，又稱「大卡」，一大卡是使一公斤的水提高1℃所需能量。

舞蹈課、騎腳踏車、溜直排輪、溜冰、游泳。這些運動並非一定要挑耗能多的做，快走與騎自行車或許耗得少，卻最能持久，所以仍是很好的運動。

請參考表格中活動量與熱量需求的關係，作為飲食的參考。大多數的上班族與家庭主婦只能算是輕量活動者。

表8-3：50公斤成年女子各活動量的熱量需求

活動量	每天	50公斤成年女子大致熱量需求變化
輕量	逛街購物、散步走路4～5公里、傳統洗衣、打高爾夫球	每天2000大卡
中量	種菜種花、騎腳踏車、打網球、羽毛球	每天2200大卡
高量	跑步、爬山、游泳	每天2700大卡

運動的好處：
- 提高基礎代謝率。
- 增加能量消耗。
- 增加肌肉量。
- 幫助睡眠。
- 減少負面心理狀態。
- 降低膽固醇和三酸甘油脂。
- 減少心血管疾病、慢性疾病之危險因子。

3.肚皮鬆、小腹脂肪厚

懷孕生產後，女性的肚皮往往比以前鬆弛，即使再認真用束腹，一不用還是容易膨脹起來；此外，脂肪容易隨年齡與懷孕堆積體內臟腑、腸壁、腹膜等妳摸不著的地方，這些內層脂肪也自然讓身體變厚——裏厚、皮鬆，自然小腹膨出，如果再加上脹氣便祕，看起來小腹就胖許多了。

再怎麼努力改善鬆弛肚皮，往往也回不到孕前的緊實，但多做仰臥起坐、核心運動（見敝人前著書），使肌肉變成自己天然的束腹帶，仍有一定效果，也比用緊身衣拘束身體，健康舒服的多。

在此也要提醒女士、媽咪們，如果不是胖到影響健康，對於減不掉的局部肥肉，不要弄得耿耿於懷影響信心，大多生活裏的不順或夫妻關係的問題，保證與這團肥肉的存在完全無關。

4.辦公族加上壓力正好養肥肉

長期坐辦公室，壓力大、沒有走動，脂肪會堆積在小腹與大腿！其實適度放輕鬆，也是美容防胖良方，為什麼呢？

· 壓力讓表情變醜：打扮漂亮有什麼用？一生氣臉扭成一團，還不是好醜。

· 壓力使人容易變胖：身體在「憤怒、恐懼、壓力、焦慮」時，會產生壓力荷爾蒙「腎上腺皮質素」cortisol、與「腎上腺素」adrenaline。後者讓人警覺升高注意力集中，荷爾蒙來得急、去得快；前者cortisol待在體內較久，即使壓力已過，還讓身體覺得自己需要更多養分對抗壓力，使食慾增加，飯後基礎代謝率反而變慢，長期下來，便累積了許多用不掉的熱量，變成肥肉。

· 壓力讓脂肪不易分解：壓力使cortisol產生異常、脂肪細胞也變得不易分解。

· 壓力的胖法不好：且壓力荷爾蒙造成的肥肉，主要在腹部、大腿這一圈－不只表面肥肉多了，體內臟器也變油，造成影響健康的「中廣體型」（蘋

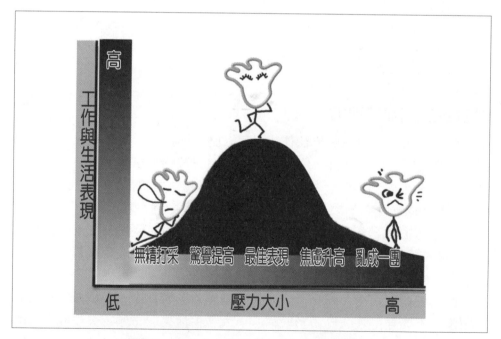

圖8-3：壓力大小與工作、生活表現的關係

果型肥胖）。

　　隨著年紀增加，或慢性壓力越久，壓力產生的cortisol越多、越久。故而，隨著年齡我們更要降低壓力，包括外來的（老闆、同儕、工作量）、自己給自己的（事業心、求好心切、在乎別人看法），免得不慎作了自己身體老化的幫兇呀！

　　所以囉，對付容易導致心血管疾病的中年後中廣肥胖，除飲食重質減量，運動、「減壓」也很重要呦！下圖是與壓力成正比的人的反應，妳會知道過度壓力對妳的工作表現，反而是負面的，因為人已經手忙腳亂筋疲力盡。此外，也請參考本書抗衰老的「常保好心情、好精神」，有舒壓的方式介紹。

　　腰臀圍比過高代表有中廣型肥胖，當女性腰臀比＞0.85，屬於中廣型肥胖，未來罹患心血管疾病、高血壓、動脈粥狀硬化、糖尿病、高血脂症等慢性病的機會大增。女生腰圍每增加1公分，得到代謝症候群機率即增加5%。反之，研究發現腰臀比越小，也就是屁股相對大一點的女性體型，年老時是比較健康的，男性則沒有此一現象。

 健康小百科

從腰臀比看是否有中廣型肥胖

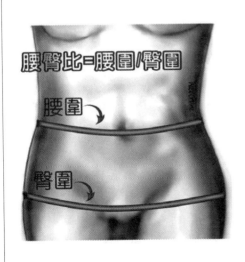

- 測量腰臀圍比
  腰臀圍比＝腰圍（公分）÷臀圍（公分）
  腰圍：經肚臍的外圍為準
  臀圍：臀部最大處為準（最大臀圍）
- 站立時，以有公分刻度之軟尺測量腰圍、臀圍，測量時軟尺保持與地面水平；且須保持自然呼吸，勿故意吸氣或吐氣，測量二、三次取最大值。
- 衛生署以男性＜0.92，女性＜0.88為理想；健康檢查則採嚴格標準男性＜0.9，女性＜0.8為理想。

30以後減重隨年齡愈來愈困難

在營養界有句笑話說：「凡減肥者無不復胖！」這是因為大多數人喜歡採激進的方式減重，而不是把好的飲食與生活變為習慣。

30歲以後如果想要減重，一定要兼顧長期的健康，當妳不急著用藥物、饑餓來逼迫身體迅速減重，妳就不會有停藥或停止饑餓便迅速復胖的問題。把容易變瘦的飲食方式變成終生的好習慣，不要急，妳才不會一輩子都陷在算體重，忙減重的不快樂當中。

其實研究也發現，餓了一天後再進食的動物，體內的有害變化反而增加，表示熱量忽少忽多，對身體健康反而是負擔。

增加食物品質與減少熱量，既可減肥又有益長壽健康！

增加食物品質

1.地中海飲食保健兼美容

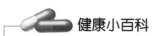 健康小百科

地中海型飲食的食材

- 水果類：蘋果、柳橙或葡萄柚汁、桃子、杏仁、梅子和香蕉。
- 蔬菜類：番茄、花椰菜（白、綠）、甘藍菜、球芽甘藍（芽菜）、生或煮紅蘿蔔、玉米、地瓜、菠菜、羽衣甘藍、義大利黃瓜（yellow squash）。
- 豆類：豌豆、萊豆、扁豆。
- 穀類：冷早餐麥片、白或黑麵包、米、義大利麵和馬鈴薯（烤馬鈴薯或馬鈴薯泥）。
- 單元不飽和脂肪酸：橄欖油。

目前一致認為地中海飲食是非常好的飲食習慣，甚至優於一般低脂飲食。以多酚含量高來看，這樣的飲食也是自體內用食物美容的最佳範例。

A 大量新鮮蔬果，植物性食物比例高，富含抗氧化物質（多酚）、膳食纖維。

　・沙拉淋上第一榨橄欖油（Virgin olive oil）調味，富含多酚。

　・用餐搭配紅酒，富含多酚與保護心血管；綠茶也很多多酚。

B 烹調用比較不會產生自由基的純橄欖油（Pure olive oil），少油炸。

C 常吃發酵奶製品，如優格、起士，含鈣，也有幫助腸道的益生菌。

D 豆類多，紅肉少、魚肉多——好的蛋白質與好的魚油。

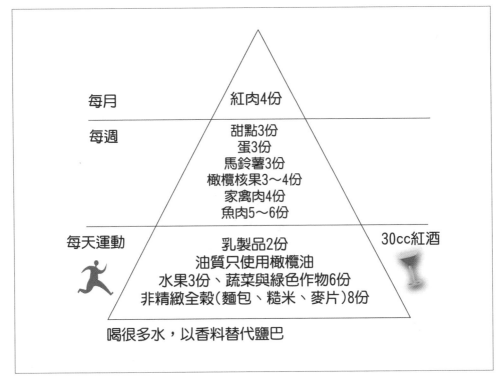

圖8-4：地中海飲食正常攝取量

什麼是高品質食物？

1.避免單糖與磨成粉末製造的食品（精緻食品、糕餅麵包）

· 這種食物往往只提供一點點營養，卻給妳好多的熱量。

· 這種食物身體吸收很快，很快就餓，吃完沒多久又想吃。

· 這種食物是高GI食物，易使血糖上升，對健康、心情穩定有害，也比較容易變成脂肪儲存。

2.吃很多蔬果

- 如果比較相同熱量的食物，蔬果能帶給人最多健康營養好處。
- 不管有沒有葉子，愈鮮艷、多樣，愈好！
- 多蔬果，可以讓人吃不下其他種類食物。如果多蔬果，但不減其他碳水化合物等的量，減肥效果便差了。
- 膳食纖維補充品或飲品，無法達到流糖或減肥目的。妳應該把它當做不得已的選擇，而非健康或減肥的幫手。蔬果才是對於健康益處最大的纖維來源。

3.謹慎注意蛋白質的攝取－吃好肉、用好的方式吃肉

- 蛋白質是人體組織合成、修復的原料，並且與免疫功能的維持有關。
- 蛋白質要足夠，但不可過多；每日蛋白質攝取量應約占總熱量的12%（10～14%），依體重換算約為每公斤1.1公克（0.8～1.4公克），因此，成年男子每日為70公克、女子為60公克；50公斤女性每日約最少30公克。太多的蛋白質增加肝、腎負擔，動物性蛋白質增加鈣質流失，使骨質疏鬆機會增加。
- 必需胺基酸：體內不能自行合成，幾乎所有動物性蛋白質都能提供，最好以低脂乳製品類、豆類、魚類為主要蛋白質來源，也要記得雞肉魚肉都少吃皮，才可以減少吃到不良油脂，有利控制與預防心血管疾病、高血壓等慢性疾病。
  - 素食者應混合「豆類」與「穀類」，或是「米」與「白花椰菜、綠花椰菜、菠菜」，都能得到均衡的必需胺基酸種類，穀類選擇全穀，米類選擇糙米，才能提高食物營養價值。

楊醫師的話

- 儘量吃雞肉、魚肉，不帶皮；少吃豬、牛肉、蝦蟹。
- 多清蒸、水煮，少煎炸、少大火烤；烤一定以鋁箔紙包裹，有害物質產生比較少。

4.謹慎注意脂肪的攝取－降低壞油脂進入體內的機會

・油脂攝取以單元不飽和脂肪酸為主：橄欖油、杏仁、榛果、酪梨。
・飽和脂肪酸越少越好。
・適度補充Ω3不飽和脂肪酸：魚油（油脂豐富的魚）、亞麻籽油。
・油類熱量高，所以「適量」很重要，從食物而非以補充劑形態，刻意補充
　這些油脂。

限制卡路里：減肥外，或可延長壽命

　　許多動物研究發現，限制熱量攝取在維持生命足夠的較低量，可以延長壽
命。限制卡路里用在抗老化，是指「限制飲食總熱量」。1934年美國康乃
爾大學發現，將實驗鼠限制飲食攝取熱量，不但可以長壽，並減少慢性病的
發生。早期結果非常具有吸引力，如大鼠只給60%的熱量，血糖可降四分之
一、可預防糖尿病相關問題。

　　其他如癌細胞的發展、p53致癌基因的表現，都可被卡路里限制所抑制—
—降低熱量或許會降低癌症發展。

　　限制人類的熱量攝取，有沒有相同好處目前無法得知，因為研究動物的壽

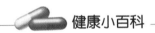 健康小百科

・冰凍後出現在食物上與湯上的油一定去掉不吃。
・食物選低脂或脫脂（如起士、牛奶，脫脂奶粉含鈣高於一般牛奶）。
・不加奶油、牛油、酥油烹飪燒烤。
・不用美奶滋等醬汁，吃生菜沙拉或麵包，醬汁選用以橄欖油、優格來
　調味。
・改以純橄欖油烹飪，炒菜不吃油喝菜湯。
・不吃動物的皮、看得到的肥肉。
・多吃豆類蛋白質替代肉類蛋白質，因為豆的油少很多。
・加麵包粉、裹麵粉的煮法，其實反而吸到過多的油脂。
・廚房務必通風與維持抽風，如果真要炒、煎、炸，便使用穩定的純橄
　欖油。

命都遠遠短於人類，至今沒有研究有辦法找出，許多真正做到長期保持在低熱量攝取的人來研究，而即使有這些人，我們還是得等上幾十年才知道答案。

另一個問題是，大多數研究都是從研究動物的幼年便開始限制熱量攝取，但人類則最快也只會在成年以後才能，那麼對於已經30～40歲的人，限制熱量還有延長壽命的效果嗎？現在我們只能等待時間證明。

1.低卡路里飲食（卡路里限制）有益健康？

2006年美國心臟學會期刊發表，比較每天飲食熱量1400～2000大卡或2000～3000大卡的地中海飲食，年紀40～65歲西方中年人，6年後低卡路里飲食者舒張壓下降，發炎因子下降，對保護心血管有好處，可能預防血管硬化。

此外低卡路里飲食必須不缺乏各種營養素，才能有益身體，大約需要每天1600～1700大卡，補充維他命、礦物質，否則反而變成有害身體！重點在於，如果無法降低熱量，至少應改善飲食的品質，選擇可以保護心血管的地中海飲食，便已經可以有益健康！現在卡路里限制法也調整為「卡路里限制加最佳營養法」，也就是在最佳的營養下限制卡路里，希望減緩人類老化。

限制卡路里之所以能延壽的理論包括：

- 激效假說：限制卡路里刺激人體產生一連串自保反應，反而對人體有更大的好處。
- 「自由基」與「糖化作用」減少：自由基與糖化作用是兩個主要的老化學說（見「Chapter1：抗老化大計劃」），進食卡路里變少時，體內熱量變少，粒線體產生的自由基自然變少，自我傷害變少；卡路里限制使人血糖下降，發生糖化作用的機會也下降，不會發生使人體老化的疾病，如血管硬化、第二型糖尿病，甚至可以保護巴金森症與中風之實驗老鼠的神經。

2.反對卡路里限制的原因

- 針對蒼蠅的研究，高濃度食物比較容易引起細菌增生，使高熱量組變短命。
- 降低熱量使人體組織容易處於分解，對心臟肌肉可能有害。
- 可能只有從小做卡路里限制，才能延長老鼠壽命。
- 不只使代謝降低，體內許多性荷爾蒙也降低，恐怕會使性慾降低，不利於

準備懷孕的婦女受孕。

· 降低熱量不如精選好食物比較有益健康。

· 目前不清楚長期對健康的負面影響。

　　國外許多坊間抗老化相關診所相當推崇卡路里限制法，但是我們其實應該瞭解，熱量不必太多、注重品質便已經足夠改善健康。何況一般人很難自己計算生活中的飲食熱量、很難長期遵循如此低熱量飲食、很難每天能有人配合供應低熱量的飲食，因此，這是個不切實際的作法，除非妳參加抗老化相關診所的輔助。

3.不適合使用卡路里限制法的人

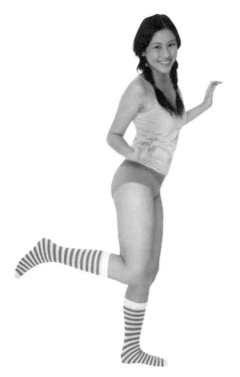

· 需要大量熱量供應的人（運動員、從事體力勞動工作的人、孕婦、哺乳婦女、21歲以下生長發育中的人）。

· 內科、精神科疾病沒有控制穩定時。

· 厭食症、暴食症患者；末期癌症；已經很瘦的人：如身體質量指數＜19。

· 骨質疏鬆、曾有重大內科或精神疾病、已使用減重藥物、使用會誘發心律不整的藥物。

· 糖尿病服降血糖藥物中、高血壓服利尿劑中，應與醫師商量並追蹤才實施。

圖8-5：雖研究報告顯示，卡路里限制有益身體健康，甚至可減緩老化速度，但要注意的是必須營養均衡，且並非每一個人都適合。

Chapter 9

看診

》需要事先詳細瞭解的事
》怕上內診檯的人該怎麼辦？
》要不要人陪伴進診間？

需要事先詳細瞭解的事

腦 筋空空進入診間，浪費的是自己辛苦等候與請假的時間。萬全的準備
會讓妳看診較不緊張，也收穫最多。

為什麼看病

- 看病的第一句話最好開宗明義說清楚。如「我月經亂了」、「我有奇怪的出血」、「我有不正常的陰道分泌物」、「我試懷孕10個月沒有成功」、「我擔心被男友傳染性病」等，表達都很明確。
- 到了診間，不適合再太感性害羞，如果好不容易輪到妳坐下來，卻來上一句「我不知道要怎麼說……」就麻煩了，萬一醫生回答「不然妳想一想再進來」，豈不是虧大？
- 比較常見的是忘東忘西，處理好一個問題才想到問另一個，有時還得再上診台一次。

那裡不舒服

- 「我妹妹那裡痛」、「我下面痛」…，雖然籠統，但眾目睽睽不好意思的時候，這樣說當然沒有關係，只是務必在內診間時比清楚給醫生看。萬一醫師一直問：「說清楚到底哪裡？」妳也可以客氣地回答：「現在人多不方便說，請讓我在診間內說明。」明理的醫師應該都能諒解這一點。
- 也有人會因弄錯名辭而誤導醫師，比如說：明明是恥骨陰毛處感覺癢，卻因害羞避開陰毛兩字改說陰道癢，其實位置差很多，萬一兩人一直雞同鴨講，豈不糟糕？因此，出發看病前能夠確定一下不舒服的位置叫什麼，當然是最好囉。碰到講不清的情況，我會讓患者戴上診間手套比劃給我看，妳也可以在形容發生困難時，直接比一比不舒服的位置，來提醒醫師。

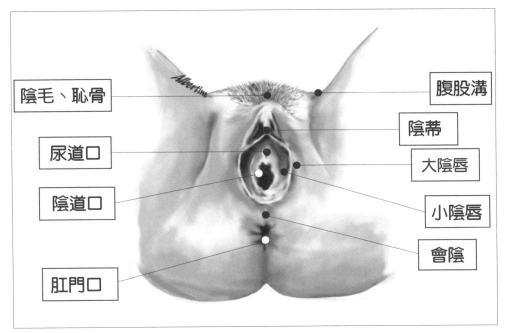

陰毛、恥骨		腹股溝
尿道口		陰蒂
陰道口		大陰唇
肛門口		小陰唇
		會陰

圖9-1：女性下體部位說明

有無性經驗

- 什麼是性經驗？男性的陰莖曾經放入女方陰道內。
- 看診詢問有沒有性經驗，是為了知道
  - 妳能否被內診：能夠內診對疾病診斷幫助很大。
  - 有沒有可能懷孕：萬一子宮外孕沒有診斷出來很危險；但如果男性的陰莖沒有放入女方陰道，而是在陰道口射精，還是可能懷孕，請務必自己小心，任何可能懷孕的狀況都要告訴醫師。
  - 妳需不需要做子宮頸抹片：才可及早發現子宮頸癌病變，精液、一同進入的病毒，是刺激子宮頸癌發作的主因。
  - 妳能否經陰道照超音波：對於7～8公分以內的婦產科腫瘤、早期懷孕，經陰道照超音波比經小腹漲尿照超音波要清楚許多，對正確診斷幫助很大！
- 對於不能內診的狀況，醫師有時會建議以肛診，也就是醫師一手手指從肛門伸入，另一手由小腹按壓，來幫助診斷。

看診小訣竅

1.須先告訴醫生的事應先準備好，以免忘掉

- 有沒有性經驗：沒有性經驗、處女膜完整的成年女性，理論上以手指輕輕進入陰道內做內診並不容易使處女膜破裂，但為了避免疑慮，大多數醫師還是儘量不對沒有性經驗的婦女內診。
- 是否已知有懷孕或擔心受孕？
- 有任何陰道、下腹、解尿方面的腫塊、不適，有無陰道異味、異常分泌物，自己看到的分泌物狀況或摸到的腫塊形式等。
- 使用什麼方式避孕？
- 是否是第一次上內診檯？
- 最後一次月經的第一天是幾月幾日？平常月經每幾天到幾天來一次？一次來血有幾天？
- 以前有沒有接受任何婦產科手術、癌症的放射線治療。
- 曾被性侵害？對內診感到恐懼？一定要先表示清楚，與醫師討論可以接受的檢查方式。

2.會影響看診正確性的事

- 有陰道出血時，子宮頸抹片比較不準，也無法驗尿道感染。
- 陰道發炎白帶太多時，排卵黏液太多，也會稍微影響子宮頸抹片品質。
- 內診前一天有不帶保險套的性行為，稍微影響子宮頸抹片品質，以及感染的判斷。
- 驗尿道感染小便前，外陰應先擦拭乾淨，以免白帶污染小便檢體。
- 看診前24小時內千萬勿先沖洗陰道，或使用陰道內塞劑、藥膏，使醫師無法判斷問題所在、無法做正確抹片 。

3.注意穿著

- 因為下半身衣物需脫掉，所以穿裙子與穿脫方便的鞋襪比較合適，儘量不要穿褲子、褲襪、馬靴，短襪則沒有關係不必脫；褲襪可穿中間有洞那種，但要小心可能被醫師臨時塗的藥水弄髒。

- 皮包應注意隨身攜帶，進入內診間也要帶著走。這些都讓妳可以比較迅速進出內診間，動作慢時，內診完醫師解說的排序可能會比較慢。
- 脫下來的衣物其實可以用來遮住自己的恥骨部位以等待內診，臺灣的內診間幾乎都不換檢查專用衣，下半身光光地等醫師會覺得沒有安全感，直接使用院方提供的遮蓋布單也往往不是用完即丟型，如想用來遮掩，與皮膚接觸的中間有自己的外衣隔開比較好。

4.驗孕

只要亂經或異常出血，就算有避孕，都可先問護士能否先以小便驗孕；如完全沒有與異性接觸的人，便可不必驗孕。

5.超音波

- 完全沒有性經驗的人，有可能照超音波的時候（不明腹痛、異常出血、已知有長腫瘤等），必須先喝水漲尿，讓膀胱積滿很多尿液，才能從小腹照到清楚的超音波畫面，因此，可在進入看診前就先喝水四、五百西西，憋住小便，來節省時間。一般人約30～60分鐘可以漲好，萬一憋不住還沒輪

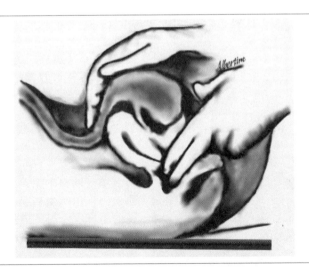

圖9-2內診示意圖
內診醫師往往還會做骨盆檢查，這是戴手套以兩手觸摸、感覺骨盆內是否有發炎、腫瘤、黏連等狀況。

到妳，可先與醫師商量適不適合提前讓妳照，或是認命先到廁所技巧性地尿掉一些。

・已經有性經驗（見本章前段說明）的女性，因為可以經陰道照超音波，不必漲尿，但是記得照超音波、進內診間前，都先解尿，否則太多尿會讓經陰道照超音波比較不清楚，內診也會不適，醫生的手則難摸清楚有沒有腫瘤。

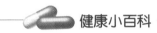

健康小百科

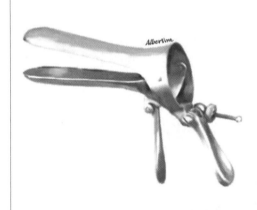

鴨嘴擴張器是內診檢時的輔助器具，正式名稱叫做擴張器，俗稱「鴨嘴」。內診時醫生會先用鴨嘴伸入陰道內把陰道撐開，才看得到子宮頸與陰道，幫助診斷。鴨嘴由上、下兩塊似鴨嘴般的薄片組合而成。大致有兩種材質，一種是不鏽鋼製，需以高壓消毒；另一種是PE塑膠製，也就是丟棄式。

不鏽鋼製比較多小型的可以選用，也比較不易變型。緊張的病患不建議使用丟棄式，因為往往陰道非常用力，使得鴨嘴擴張困難，甚至變形，延長內診時間反而留下不美好的印象。其實在合格醫院，不必太擔心經過高壓消毒的器械會傳染疾病，需知幾乎所有手術用器械也都以此方法消毒。

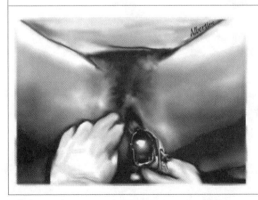

鴨嘴擴張器有不同大小，妳可主動提醒自己未自然生產過、很緊張等，讓醫師選擇小一點的擴張器。事實上，擴張器太小是會影響醫師的操作與診斷的，因此能夠完全放鬆，讓醫師使用大小合宜的擴張器，才是上策！

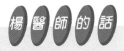

內診的姿勢愈好，愈不會不舒服！

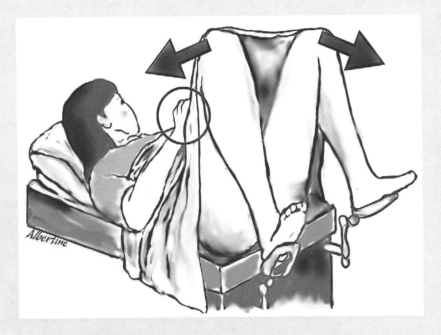

- 躺好後，手可以輕壓自己的裙邊（最好是穿寬邊的長裙）、外套，或醫院準備的毛巾，遮掩大腿上方，會讓妳感覺比較不會暴露太多。
- 兩大腿儘量張得越開越好，如此陰道內最緊壓的兩塊骨頭也會比較分開，讓妳在鴨嘴器置入時不那麼疼痛。
- 小腿要放鬆、腳丫子也不要翹起來，否則會讓妳跟著全身肌肉繃緊。
- 頭部完全放在枕頭或檯子上，如果妳抬頭肚子便會跟著收縮，增加妳的不適與醫師內診的困難。
- 有的醫院醫師與患者間有隔簾，妳可以視自己的需求要求移開，直接與醫師互動。

怕上內診檯的人該怎麼辦？

只要有過性行為，許多狀況必須上內診檯幫助診斷。第一次看婦科難免緊張，有的人則每次都很緊張。其實，這並不是解決不了的天大問題，在我十多年的門診生涯中，經過解釋，真正驚恐奪門而出的，記憶中是沒有。但的確太緊張的女性，會使醫生被迫儘快結束內診，在看不清楚狀況下，反而影響疾病診斷，或是抹片品質。

找同性朋友陪伴入診間

事先務必講好請她只站在靠妳頭部的那一邊。不是開玩笑，真的有女性友人陪伴進入診間，便開始參觀朋友的私處，除非妳不在乎，事前先講好，比較不會尷尬（其他應考慮的事項可參見本章之「要不要人陪伴進診間」）。

如何降低內診時的疼痛

1.內診過程儘量放輕鬆：

內診進行的過程包括兩類：一、醫師使用陰道擴張器，放入陰道後撐開，以檢查子宮頸的樣子、做抹片切片等檢查；檢查陰道是否發炎，採集分泌物檢驗。二、醫師使用某一手的一至兩根指頭，放入陰道，另一手緊壓腹部，以感覺子宮與卵巢的大小形狀，以及骨盆是否有黏連、壓痛點。

造成內診疼痛的原因，主要便是陰道擴張器置入陰道或打開時，會把陰

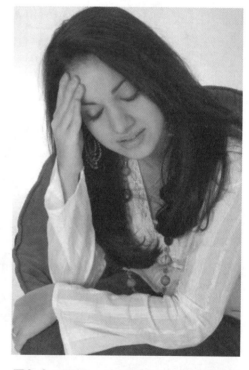

圖9-3：選擇一位能讓自己感覺信賴與安心的醫師，如此一來，也可減輕內診時心理的緊張、懼怕，或生理上的不適。

道的肌肉擠壓在你自己的骨盆骨頭上，肌肉被壓在擴張器與骨頭中間造成疼痛。此時女性如果不當用力、收縮陰道，可是會更加疼痛！

2.好的姿勢降低痛感：

好的姿勢幫助妳，比較不會在內診時自己擠壓陰道擴張器造成疼痛，包括：儘量全身放鬆，四肢、胸部腹部都不用力，也不要以手枕著頭部（這樣腹部肌肉往往會收縮，妨礙內診）；兩腿間越打開越好，膝蓋要往頭的方向靠，腳跟則是靠近自己身體，如此一來，骨盆的關節位置會使陰道內的骨頭向兩側移動，內診的空間就會比較寬，陰道擴張器在擴張的時候，比較不會壓到妳的肉。

3.自我練習放鬆陰道：

許多人被內診時陰道口括約肌不由自主用力，自己的肉往擴張器擠壓，也是內診時感到疼痛的原因（參考Chapter6之「使陰道放鬆的方式」）。

如何讓括約肌放鬆？這群肌肉的控制其實很像排便、解尿一樣，妳可以嘗試在洗澡時躺在沒有水的澡盆裏，手洗淨，不沾肥皂以免刺激陰道，練習將手指緩慢放入陰道口約半指以上深，然後想像在憋大小便一樣，用力收縮，陰道也會跟著用力收縮，讓手指感覺緊緊的－這就是會讓內診疼痛的收縮。然後，知道收縮的感覺是什麼，妳就可以練習，先很用力收縮2～3秒，再突然放鬆（這是最基本的凱格爾氏運動）。抓住放鬆那一刻的力量走向，多練習幾次收縮、放鬆，妳就會知道如何使陰道肌肉放鬆了。以後上內診檯時，便提省自己保持在放鬆的狀態。每回看婦產科前，也不妨在候診時先偷偷複習一下，免得上檯子時緊張得忘光光。

4.別忘了先解尿！

要不要人陪伴進診間？

看診時要不要人陪伴進診間？因狀況而異。如果是產檢，第一胎陪老婆上婦產科的男士還算常見，但第二胎便少很多很多，可以理解，因為老婆對於胎兒狀況不如上胎緊張，但萬一出現狀況，老公還是應該迅速出現；因此時許多孕婦已經很不舒服，從辦手續到做決定，必須與先生商量或靠先生幫忙解決。

一般如果是為了做婦科檢查，會來的男士自然少很多，畢竟想不出自己有什麼功能。通常醫師也不會讓男士擠入滿是女人的診間，除非已經清場，這是對於其他患者的保護與禮貌。

內診間一定有護士小姐作陪

萬一沒有，妳大可拒絕並要求退號不給此醫師看病，以保護自身安全。

大多問題其實不必有人陪

大多數問題，連「女性朋友」都不適合陪妳入診間；很多隱私在問診時都會需要觸及，包括以前的性經驗、流產手術等，越少人知道越好。否則如果母親、男友在場時，根本難以啟齒，豈不白跑一趟？等到進診間，萬一醫師發現妳不希望被人得知的狀況如性傳染病，許多醫師也會假設不覺得需要保密，因為妳已經同意讓其他人進入。所以，想清楚再決定。

有些問題有人作陪很重要

任何會有很大心理壓力的狀況。包括第一次上婦產科、第一次做抹片、做任何小手術（打麻藥一定要有成年親友，清醒的如子宮頸切片，有人也會害怕）、對於可能的結果感到恐懼（如疑似流產要看胎兒心跳）、專程要詢問腫瘤狀況的處理（多雙耳朵幫忙聽比較不會遺漏），這便不是該客氣的時候了！陪的人不一定是男友，有時好朋友、好姐妹幫助會更大。

夫妻兩人都應出席的狀況

1.不孕

- 許多女性往往不捨老公出現診間會感覺難堪，因而自己先做很多辛苦檢查。如果是心中害怕問題出在自己，想先確定，可以考慮自己先看病。
- 沒有必要讓公婆陪同看診，是否不孕，只是夫妻間的事，更是自己隱私，也有權要求醫師保密。
- 壓力大者應積極處理：如果老公或妳急於懷孕，也年過三十，受孕力開始退步，一定得早點「兩人同步檢查」，才可能及時早點使用單純的方式助孕或人工授精，越早補救越不會耽誤。一旦進入不孕症處理，男生大多只需定時提供精液（當然也會有貨出不來的煩惱），女性卻有看不完的門診、打針，夫妻需負擔昂貴的醫藥費、受孕與否的擔憂，擔心懷孕、生產是否順利，容易導致夫妻關係緊繃，故想懷孕壓力大的人最好能早點積極處理，以避免過大壓力導致負面影響。
- 改變看法：不孕並非積極處理便能解決，如果能夠放開不孕的問題，自己豁達換個角度想，把不必帶孩子多餘時間、金錢、精力，用來自我提升充實，夫妻一同享受人生經營生活，也是一種收穫。

2.新婚夫妻行房困難

男女都在場，讓男生親口提供資訊，也可以親耳聽到女性沒有問題的保證；女性說出不適所在，讓男生一起聽；兩人直接聽從醫師建議，比較有效率。如果女孩自己前來就診後問題沒改善，下回記得兩人一起來。其實，多數人只是技巧不對（參見「Chapter6：促進美好性生活」）或心理問題而已！

Chapter 10

疼痛千萬不要忍

頭痛怎麼辦？

女性因先天體質、荷爾蒙與社會家庭壓力因素，約6～7%常頭痛，是男性的三倍。其中約五分之一頭痛發生在月經快來或剛來時。頭痛的處理大原則是預防，以及小痛就要儘快處理，才不易產生天崩地裂的頭痛。

楊醫師自小便是頭痛王，成年後一度影響生活工作，不過經下面原則處理後，現在鮮少再大發作了。

迅速處理頭痛

- 停止任何手邊工作趕緊處理，拖延處理往往使頭痛更劇烈。
- 每一感覺有點痛就要開始舒壓治療（見下頁）。
- 在額頭、太陽穴敷上濕冷的毛巾或冷敷袋；如果熱毛巾才舒服，就改放熱毛巾。
- 按摩額頭、太陽穴、臉頰、下巴與肩頸等處按摩，尤其按摩最痛點（針灸所謂的「阿是穴」）。
- 於安靜、燈光較暗的地方休息（除非妳患叢聚性偏頭痛，則躺下反而會惡化）。
- 小痛開始便趕緊服用醫師給妳的止痛藥，大痛再吃藥效不佳。
- 手頭沒有藥，可試藥房能夠買到的一般止痛藥，如對乙醯胺基酚（普拿疼、泰倫諾）、阿斯匹靈（百服寧）。

常常頭痛的人應該做的事

- 做頭痛日誌：記錄每次頭痛發作的時間和日期以及症狀。寫下吃過的食物、飲料，頭痛前6到8小時的活動。以利未來尋求誘發頭痛的因素，才可以加以預防。
- 平日要減壓，忙碌的時候多休息。
- 肩頸放鬆運動：感覺額頭、太陽穴、臉頰、下巴與肩頸等處繃緊時，雖沒有頭痛，還是按摩10分鐘，有助減少疼痛發作。
  －先將兩手指按在額頭中央髮線處，慢慢由此溫和按摩到額頭兩邊，再

到太陽穴，慢慢按摩整個頭部。

－轉動頭部來放鬆頸部，然後慢慢聳肩膀。

－按摩頸部，從頭頸間肌肉開始往下按摩，經過肩膀，再回到頭部。

－上班族、電腦族，要注意螢幕、座椅高度、坐姿端正，至少半小時要休息，休息時起身活動，並眼睛望向遠處、肩頸向後繞動。

- 規律運動：但不可過度運動，反而易頭痛。
- 姿勢要正確：坐、站時上身挺直，不要低頭（使頸部下彎）太久。
- 避免長時間工作：每小時應休息10分鐘，很累的人需要喘口氣，四肢缺乏活動的人則要活動筋骨。
- 避免長時間閱讀寫作：每小時應休息10分鐘，光線勿太亮，但要充足，也不要讓眼睛斜看，會讓肌肉緊繃。
- 過敏：部分頭痛是過敏引起，應確定家中沒有灰塵或黴菌。
- 藥物：避孕藥、某些抗生素、某些非類固醇抗炎藥、某些血管擴張劑、心臟和高血壓藥物如硝化甘油、某些胃腸藥如制酸劑，會引起頭痛，當服藥不久出現頭痛的反應，應與醫師商討換藥。
- 空氣：避免抽菸或吸到二手菸（雪茄），避開空氣不流通的公共場所（酒吧），會引起偏頭痛。
- 起居：保持睡眠時間與長度正常，規律安排休閒活動。
- 止痛藥物使用：不可每天規則服用頭痛成藥連續幾週，一旦停藥會使頭痛更嚴重（反彈性頭痛），且變得依賴藥物。
- 舒壓運動：學習各種減壓技巧，平時就應使用，放鬆可以減輕慢性頭痛，各種放鬆運動、柔軟體操、瑜伽、靜坐冥想都宜。

舒壓治療

- 泡溫水浴可舒緩情緒；肌肉放鬆技巧、腹式呼吸（吸氣時腹部外鼓，吐氣時腹部內扁）、聽清柔的音樂、冥想等舒壓治療。
- 運動也能減壓，快走、跑步、瑜伽或其他伸展運動均可。
- 呼吸訓練、調息：瑜伽、氣功、彼拉提斯運動等運動幫助練習腹式呼吸、深呼吸，能穩定自律神經、減緩焦慮、降低肌肉緊繃，與純粹自律神經失調引起的噁心嘔吐、胸悶心悸。
- 情緒舒壓請見Chapter4。

偏頭痛怎麼辦？

偏頭痛是常見的神經系統疾病，也是有遺傳性的病，患者以女性為多。女性在女性荷爾蒙或血清素濃度的改變時容易發病；此外，平時憂鬱、壓力、過度疲勞、精神緊張，都會導致偏頭痛發作，而且常於緊張過後才發生，如下班後、週末假日。幸好大多數人隨著年齡增加疼痛會減緩。

偏頭痛是頭部單側動脈突然變窄，而後再度擴張，血流量增加而引起，常於青春期或成年初期開始發病，一次可持續幾小時至幾天，可能偶爾發作，或是每週發作兩三次。典型偏頭痛甚為劇烈，並連帶許多附帶症狀，而普通其他頭痛則僅只頭痛症狀為主。

症狀

·先兆：

發作前的症狀，眼前出現光點、光影、視覺障礙，常在睡醒後不久發生。接下來臉、手或腿可能感到刺痛、無力或麻痺，甚至有恍惚或頭暈、說話困難等，幾分鐘內由一部分身體蔓延到另一部分。

·症狀：

先兆消失後，頭部會開始劇烈抽痛，身體一側麻木、刺痛，頭部單側抽痛。常會害怕亮光、噁心嘔吐。

預防勝於治療

完全遵照預防措施，甚至可以痊癒。女性懷孕中往往比較少發，隨著年紀愈大發作次數會愈少，病情也會漸漸溫和，大多過了更年期後完全停止。

·減少刺激因子：閃光、強光（戴太陽眼鏡）、看太久電影電視電腦螢幕、保持溫度舒適（太冷太熱都不宜）、不接觸強烈氣味或不乾淨的空氣、避免噪音。

·避免誘發偏頭痛食物，如起士、巧克力、酒類、代糖阿斯巴甜等。

·典型女性發作的時間點：月經來潮時，服用避孕藥時，更年期服用荷爾蒙後剛停用時，更應該注意避免刺激因子，減少生活壓力。

·偏頭痛病人儘量不服避孕藥，改用保險套；偏頭痛婦女服用避孕藥，可能

增加中風風險，月經前與來時多喝水。

- 每天補充500～750毫克的鎂劑，但會有腹瀉的副作用。鎂能調節血流、放鬆肌肉。
- 運動時、運動後要適時補充水分、運動太激烈也可能引發偏頭痛，所以運動應適度，先暖身，感覺太喘就要稍停做深呼吸。
- 補充維他命B$_2$、多吃全穀類、堅果種子（葵花子、杏仁、腰果等），可減少偏頭痛發作的頻率和持續的時間。
- 肩頸放鬆運動（可參見本章之「頭痛」）：頸肩部肌肉承受壓力時，會加重偏頭痛。
- 睡眠規律，定時上床起床，睡眠不足、睡太多，都會引發偏頭痛。

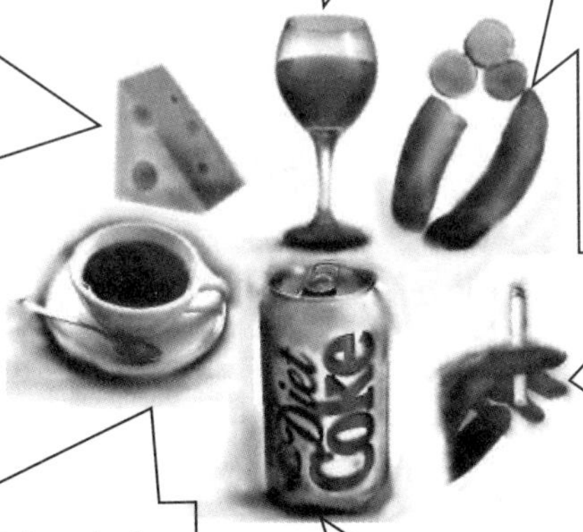

（4）所有酒精都會引發頭痛，尤其是紅酒、啤酒；伏特加、白酒等沒有顏色的酒比較不含雜質，但勿超過90 cc。

（2）含有亞硝酸鹽：醃燻肉、香腸、熱狗、火腿、臘肉等；要避免加工食品，耗損體內的鎂而使頭痛加重。

（1）含酪胺酸食物，造成血管痙攣：乳酪起士、核桃、花生醬、披薩、紅酒、巧克力、柑橘、醃漬沙丁魚、雞肝、番茄、牛奶、乳酸飲料。

（6）強烈氣味或不乾淨的空氣也會引起偏頭痛，如香水、刮鬍水、清潔劑、香菸、雪茄、油漆、廢氣。

（5）咖啡因：可減輕頭痛，但如常攝取，忽然不喝會因戒斷引起頭痛。一天最好不超過一杯濃咖啡，過多咖啡因可能過度縮緊血管、刺激神經，干擾睡眠。

（3）含味精L-glutamic acid的餐點、代糖「阿斯巴甜」aspartame、aspartic acid的食物：減肥可樂、汽水、無糖口香糖，都會誘發偏頭痛。

圖10-1：引發偏頭痛的因素

發作的處理

- 在陰暗房間內臥床休息。
- 感覺有先兆時，就要服止痛藥或麥角胺來預防，等到頭痛正式開始，藥物便已經來不及止痛。
- 發作時只吃清淡食物，減少嘔吐。
- 過量偏頭痛藥物也會引起頭痛。
- 熱敷和冰袋：冰、熱敷能減輕頭痛，可放在頸部或前額。

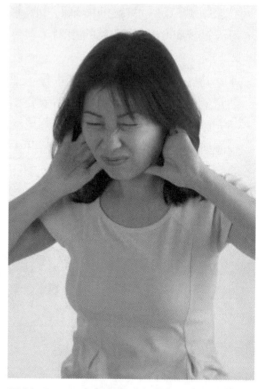

圖10-2：除了利用藥物，避免生活中的誘發因子，記錄頭痛日記，嘗試找出讓妳頭痛的原因是最好的方法。

乳房疼痛怎麼辦？

乳房疼痛常見於有月經週期的女生，停經後便較少見。無論如何仍應就醫確定一下，在臺灣，應找乳房外科醫師。乳房疼痛大多是良性的狀況，60～80%疼痛會漸漸消失。

原因

- 月經週期荷爾蒙的變化：排卵後開始乳腺腫脹、積水，月經來後便好多了。這種疼痛隨年齡會慢慢降去。
- 乳房受傷：包括直接撞傷，乳房缺乏支撐使乳房中韌帶發炎等；有些人其實是乳房後面胸壁肌肉拉傷，感覺很像乳房疼痛，這往往是因手提重物或過度用力導致。
- 乳頭疼痛：乳頭的濕疹或破皮，常為哺乳所致，也可能是性行為愛撫導致，或是穿著吸汗不佳、質地粗糙的內衣磨擦所致。
- 乳腺發炎：發炎部位會形成紅腫熱痛，常為哺乳所致，也可能是性行為中愛撫吸吮動作導致細菌進入乳腺。

診斷方式

告訴醫師疼痛與月經週期有沒有關係，醫師做乳房觸診有無硬塊（下一頁為參考過程）。

減少乳房疼痛的方式

- 穿戴有支撐力的胸罩。
- 服非成癮性止痛藥物。
- 嚴重疼痛不論是否與月經週期有關，可吃特殊荷爾蒙藥物療得高治療，約50～70%有效，但副作用很大；少數醫師會給利尿劑。
- 可能有助的事項：規則服用月見草油初步認為約40～50%有效，其他如維他命B_6、維他命E、綜合維他命，避免含咖啡因食物、少鹽（醃漬物、重鹹重辣都含鹽），可能有幫助。

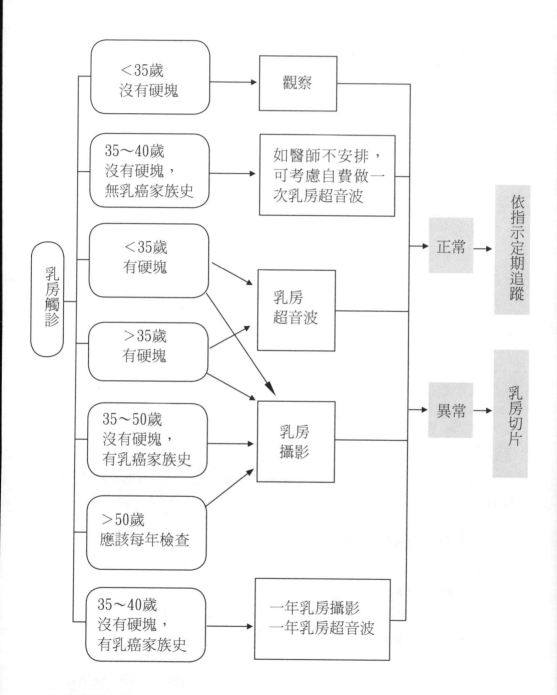

※乳房攝影大約一年一次即足夠。

經痛怎麼辦？

經痛主要指月經時出現的子宮痙攣疼痛，也泛指月經時出現的腰痠背痛、頭痛、噁心、嘔吐等；發生時機約在月經快來前幾小時或月經剛來後，可能持續整個經期，但多半以第一、二天最嚴重。約一半的女性都有經痛的經驗，大概十分之一的人會痛到影響日常生活。

原發性經痛

如果到婦產科確定沒有其他問題，稱為原發性經痛（機能性經痛）。通常自初經沒多久便開始了。

許多很痛的經痛往往就只是這種單純經痛。這種痛感位於小腹或恥骨上方，痛起來時可能持續，但也常見痙攣性；可能伴隨噁心、嘔吐、腹瀉、頭痛，這些都是體內「壞的前列腺素」增加所導致。

- 主要原因是體質上在月經期間身體製造太多前列腺素，使子宮甚至腸胃痙攣，造成腹痛、腹瀉，往往需要抗前列腺素藥物處理。
- 另一個原因是經血無法順利流出來，充滿子宮腔，撐到使子宮痙攣，這往往是發生在經血多的時候，尤其是子宮角度很前傾或後傾的人，這樣的情形往往伴隨有血塊產生，而且越不通的人血塊越多，處理上，側躺是改善最有效的方式，如果以後懷過孕，子宮與子宮頸會變得容量大些，也往往可以改善。
- 精神壓力大、忙碌時，自律神經容易失調，原發性經痛容易惡化。
- 目前新的研究發現，部分原發性經痛者體內氧化壓力比較大，不好的發炎激素介白質6、過氧化的壞脂質丙酮醛產物等上升多，造成痛感，也可能影響長期健康。

治療

- 在疼痛剛開始出現時（悶痛時）就趕緊服用：各種「前列腺素抑制劑」如阿斯匹靈、或其他非類固醇類消炎藥，也就是所謂止痛藥；但部分人會過敏，且有消化道潰瘍、發炎、與慢性腎臟病者不宜使用；現在有更專一不傷胃的COX2前列腺素抑制劑，沒有胃痛者不必一定要選擇。

- 有時會針對合適者選用避孕藥，尤其是對止痛藥效不佳者，藉由抑制排卵減少子宮內膜厚度來降低經痛，約90% 有效，但適合與否需先經由醫師評估。
- 其餘請見下面的生活飲食事項。

什麼樣的經痛要小心？

- 一個月比一個月痛的經痛。
- 本來不會經痛，過了約25歲才逐漸出現。
- 疼痛的部位平躺壓下去會更痛。
- 伴隨有性交疼痛、非月經期間的下腹痛時。
- 各種子宮手術（流產）後出現的經痛。

這些經痛稱為次發性經痛（器質性經痛），和體內長東西的關聯比較大。最常見的原因是子宮內膜異位症（長在卵巢稱子宮內膜異位瘤，俗稱巧克力囊腫）、子宮腺肌症、子宮肌瘤、子宮發炎、子宮腔或子宮頸沾黏，或其他卵巢瘤等。醫師會以超音波、內診、抽血來診斷，有時須動用到子宮鏡、腹腔鏡，並根據疾病處理，才可能改善疼痛。

次發性經痛除了骨盆內分泌的發炎因子造成疼痛，腫瘤充血壓迫骨盆也是很大的原因，因此，月經期間多選舒服的姿勢側臥，甚至於緩慢地更改姿勢做10分鐘膝胸臥式，避免服用會促進骨盆血流或女性荷爾蒙的中藥（四物湯、八珍湯、十全大補湯、高麗參等）、酒精，都對降低充血疼痛有幫助！

經痛與經前症候群的非藥物處理

有些生活習慣也有助改善經痛，主要對原發性比較有幫助。

- 少吃脂肪：經痛時體內環前列腺素PGE2含量高，任何動物性（如肉類與乳製品）或植物性脂肪（如黃豆油、葵花油、橄欖油、花生油等）都會使體內製造更多女性荷爾蒙、前列腺素，增加經痛。
- 魚油：脂肪唯一例外是含omega-3 脂肪酸為主的魚油，適度補充可降低痛感與發炎，也降低止痛藥需求量，避免藥物引起胃部不適。自行補充魚油時，一天最好不超過5公克。魚油補充，可降低痛感與發炎，也降低止痛藥需求量。
- 抗氧化物質：目前有種加拿大出產的南冰洋海藻磷提煉之含磷脂化 Ω-3脂

肪酸、魚油、維他命A、E的補充劑,初步研究認為對經痛與經前症候群效果優。總之,飲食多方面配合會比單獨攝取某一類有意義,請參見「Chapter1～2:抗老化大計劃」,理論上更能改善經痛。

- 多吃粗纖維:豆類、蔬果等含粗纖維食物,幫助由肝臟排到膽道再排到腸道的女性荷爾蒙排出體外,使體內女性荷爾蒙不會太高;黃豆含有植物性女性荷爾蒙(如煮過的豆漿、豆腐均有),可以降低自己體內女性荷爾蒙對經痛與腫瘤的影響。

- 多吃維他命B食品:全麥食物、豆類、香蕉、核桃的維他命B,可以加速女性荷爾蒙由肝臟排出;每天補充維他命B_6 50～150毫克3個月以上,有助於降低頭痛、神經關節疼痛;含維他命B_6較高的食物有黃豆粉、夏威夷豆、玉米片、生馬鈴薯、全麥麵包、生豌豆、菠菜。

- 少碰咖啡因:咖啡、紅茶、可樂都不宜;巧克力也許會舒緩情緒及增加體內負責止痛的腦內啡,然而所含咖啡因卻會使子宮痙攣加劇,因此應適度。此外,巧克力還有過多糖分、奶油等,不利經痛。

- 少糖:過多糖分使人情緒不穩定,精緻食品(糕餅)過多會影響情緒掌控,間接增加經痛。反之,植物性蛋白質(如豆類)似乎能降低糖分對情緒的影響。

- 全穀、豆類:全麥食品、黑米、燕麥、蔬菜、豆類等可以增高血清素,改善情緒品質。

- 加鈣:可補充鈣片,並應避免過多動物性蛋白質、抽菸、咖啡因,才會降低鈣質流失。

- 運動:平時適度運動不但能保留鈣質,還可增高血清素,抗氧化;但月經量多時,應多側躺休息,才能減少疼痛。

- 熱敷小腹常可減低子宮痙攣疼痛。

- 民間療法:沒有嚴謹實驗證實,但可以試試;熱的黑糖生薑湯、月見草油(Evening Primrose)可降低經痛;黑升麻(Black cohosh)可以提高血清素,改善經前的情緒、燥熱問題,而不增高女性荷爾蒙。避免橘子、番茄、西瓜等生冷瓜果;避免辣椒、洋蔥、長蔥、胡椒、咖哩類香辛食品、烤焦食物。

下腹痛怎麼辦？

要先分清楚，通常所謂「下腹」，所指的位置是「骨盆」（見《圖10-3》），也就是沿兩腰側突起骨頭劃到肚臍與恥骨中點的位置下方，大約是穿中腰內褲所涵蓋的位置，這個部位的疼痛，比較可能與婦產科有關。所以，下腹痛就是骨盆疼痛。

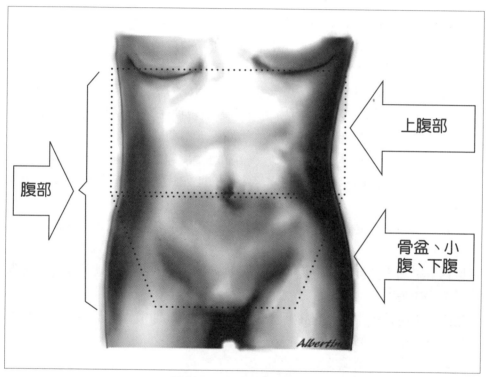

圖10-3：骨盆位置圖

　　女性的骨盆包含了不少器官，所以下腹痛要考慮的原因其實很多，從骨盆的骨頭、關節、肌肉、韌帶，到覆蓋在骨盆內側的腹膜，它所保護的臟器大腸、小腸、盲腸、腎臟、輸尿管、膀胱、卵巢、輸卵管、子宮、子宮頸、陰道等，都可能引起疼痛。一般也會把經痛的診治歸入慢性下腹痛來分析，因為往往兩者的原因可能重疊。

慢性下腹痛常見的原因

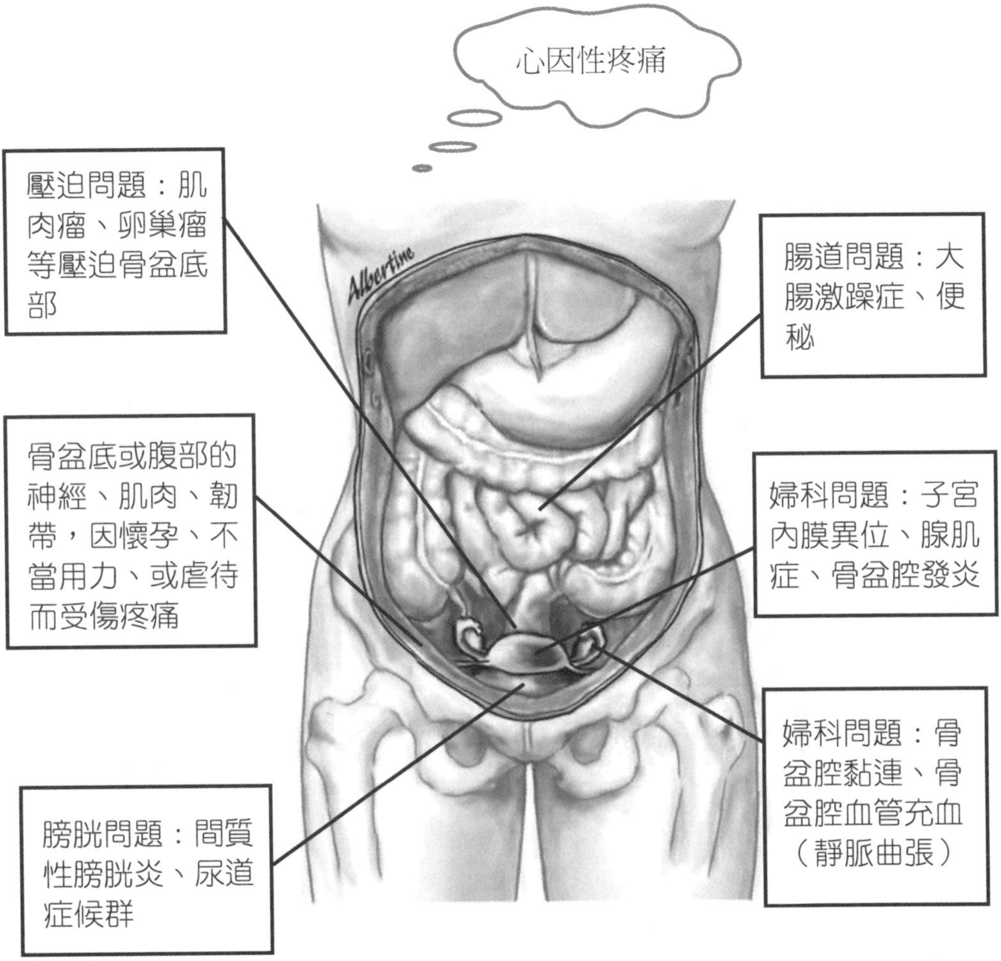
心因性疼痛
壓迫問題：肌肉瘤、卵巢瘤等壓迫骨盆底部
腸道問題：大腸激躁症、便秘
骨盆底或腹部的神經、肌肉、韌帶，因懷孕、不當用力、或虐待而受傷疼痛
婦科問題：子宮內膜異位、腺肌症、骨盆腔發炎
婦科問題：骨盆腔黏連、骨盆腔血管充血（靜脈曲張）
膀胱問題：間質性膀胱炎、尿道症候群
Albertine

圖10-4：常見下腹疼痛原因

表10-1：慢性下腹痛的自我分辨

疾病或問題所在	痛法	相關症狀	醫師初步內診可見現象
子宮內膜異位症	越來越嚴重的經痛；月經來很疼痛，月經完便好很多；有時發生骨盆腔黏連性質的疼痛。	性交疼痛、解大便直腸有痛感，先有點狀出血才來正式月經，有家族史。	壓骨盆會痛、摸起來子宮部位不規則突出、卵巢腫脹。
腺肌症	月經來會有經痛，結束後便好很多；有時發生骨盆腔黏連性質的疼痛。	月經血過多、拖很多天不乾淨，甚至兩次月經中有異常出血。	壓骨盆會痛、子宮變大變硬。
骨盆腔發炎	疼痛持續，變化不大；有時發生骨盆腔黏連性質的疼痛。	異常顏色臭味的陰道分泌物、帶有血絲的分泌物、剛有新的性伴侶。	壓骨盆會很痛，子宮稍移動會很痛，子宮頸可能因糜爛容易出血。
骨盆腔黏連	在某些動作或姿勢特別痛，久站、久坐或脹氣便秘、腹部出力時便發痛，換個姿勢或躺臥即好多了。	曾經接受婦產科或腹部手術、曾經骨盆腔發炎、有子宮卵巢腫瘤。	特定位置有壓痛點，其他位置大致不會痛。
大腸激躁症	疼痛時想上大號或感到腸子絞痛。	易便秘或腹瀉，腸子脹氣。	骨盆、腹部到處都有輕微壓痛。
泌尿道的疼痛	解小便時痛。	頻尿、半夜一直要解尿。	膀胱底部壓了會痛。
肌肉神經疼痛	在某些動作或姿勢特別痛。	年齡越大、生產懷孕次數越多越容易發生；曾經骨盆或腹部拉傷。	特定位置有壓痛點，其他位置大致不會痛；有時附帶發生腰背痛。
神經壓到的疼痛	做某個動作特別痛。	年齡越大、生產懷孕次數越多越容易發生。	痛點很小、很固定，可能與手術或受傷的疤痕有關。
心因性疼痛	沒有特定痛法、現象。	悲傷、壓力出現時感到疼痛。	曾受虐（恐懼內診便不要勉強自己上檢查檯）。

緊急看診時機

女性發生下腹痛，往往要先看婦科、再看內科，尤其痛的位置主要在恥骨上方，或同時出現月經問題時，常常是婦科的問題。除了上述表格的腹痛原因外，一些與懷孕有關的腹痛，如子宮外孕或流產往往都屬於急性疼痛，女性要記得隨時對自己「有沒有懷孕」保持警覺性，在月經來得狀態奇怪、與以往不同時，最少要自己驗尿，確定與懷孕無關！

但如果同時發生排便（便祕、腹瀉）或飲食（噁心、飯後疼痛）上的異常，則先去看內科或消化內科。

凡是擔心引起內出血（如子宮外孕、卵巢囊腫破裂）、敗血症（如盲腸炎、骨盆發炎膿瘍、卵巢扭轉壞死）的問題，都必須先就醫排除危及生命的狀態！請見會危及生命的《表10-3：應多加警覺的急性下腹痛》，以瞭解需趕快就醫的原因與症狀，以及排除這幾個狀況需要做的檢查。許多腹痛不見得有辦法治療，甚至不見得找得到明顯的原因，但至少要確定對生命沒有危害。

特別需要注意、趕緊就診的症狀為：嚴重的原發性經痛、次發性經痛、合併陰道出血（不論量多量少，甚至只有咖啡色，或用力才會排出血來，都算出血）、合併異常陰道分泌物、合併小便疼痛或困難、合併便祕或腹瀉、腹脹、脹氣、性交疼痛、發燒發冷、痛傳導到大腿外上側（髖關節處）、痛傳導到腹股溝。

與女性特別有關的骨盆疼痛原因是子宮外孕、流產、性傳染病或骨盆腔炎（卵巢或輸卵管或子宮發炎）、排卵疼痛、經痛、卵巢囊腫、子宮腫瘤（肌肉瘤、腺肌症）、子宮內膜異位症、子宮癌、子宮頸癌、骨盆腔鬆弛。

其他的骨盆疼痛原因還要排除：盲腸炎（闌尾炎）、膀胱疾病、腎臟病或腎臟炎、腎結石、腸炎、便秘、神經痛、疝氣、骨盆的骨關節疼痛、肌肉韌帶疼痛、骨盆腔充血、內出血、精神壓力性疼痛等。

- 闌尾炎：如果就診內科醫師懷疑闌尾炎，往往還是會希望妳到婦產科確定沒有其他問題。
- 子宮外孕：受精卵在子宮腔以外地方著床，主要是輸卵管，又叫輸卵管懷孕、輸卵管外孕等，其他還可能發生在卵巢、腹腔、子宮頸等處，等受精卵發育時，胎盤血管會侵入這些本來不適合懷孕的地方，造成出血、輸卵

管卵巢破裂。出血時大多人只感到悶痛、脹痛,月經多半會不正常,但有時則很像還有正常來經,使得許多發生外孕的人,連自己懷孕都不知情。當然,不曾有過性行為的人、驗尿驗不到懷孕的人,就不擔心發生外孕。

- 卵巢囊腫:包括單純囊腫或是腫瘤,大多都是良性腫瘤,少數可能為惡性卵巢癌症。卵巢囊腫通常沒有症狀,最多感到下腹脹、輕微下腹痛,沒有檢查很難讓人想要就醫。但當囊腫發生扭轉(固定輸卵管的韌帶扭曲)或破裂時,會有劇烈疼痛,伴隨嘔吐、甚至發燒。

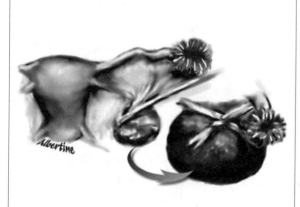

圖10-5:卵巢扭轉

卵巢的扭轉、壞死,卵巢血腫,或卵巢囊腫破裂,都是常見的急性疼痛的原因。圖中為激烈動作導致卵巢扭轉以後,因血液不通導致充血,進而壞死;患者先是單側腹痛,然後越來越痛、噁心嘔吐、發燒。這種情形往往須切除壞死的卵巢。

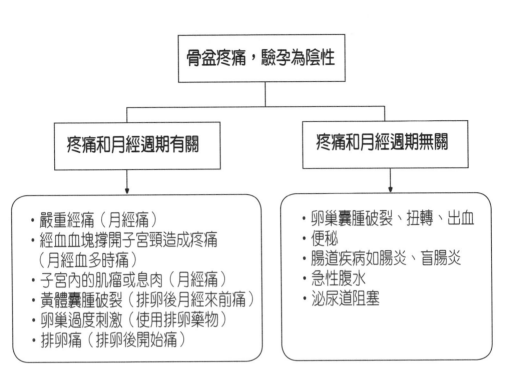

表10-2：與懷孕、手術無關的骨盆疼痛原因

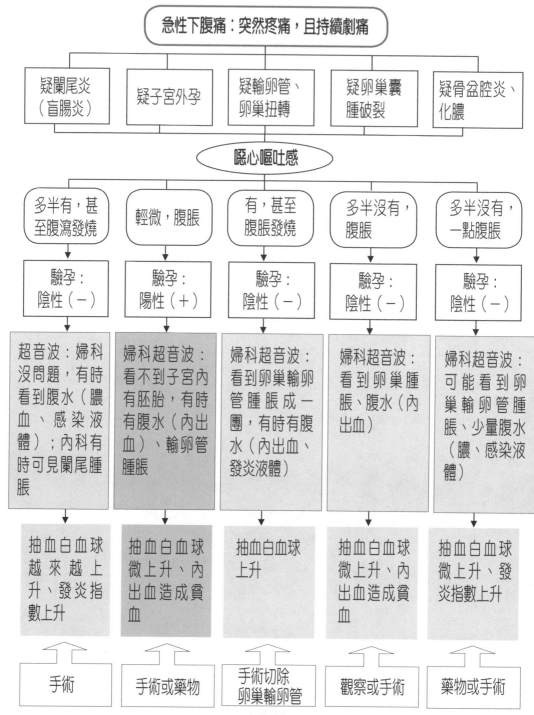

表10-3：應多加警覺的急性下腹痛

醫師如何診斷疼痛原因

- 提供醫師過去疾病史。
- 醫師觸診、內診。
- 血液、尿液檢查。
- 尿液驗孕。
- 超音波檢查。
- 陰道子宮頸細菌培養、淋病、披衣菌檢查：內診檯上收集檢體。
- 糞便潛血檢查：自行收集糞便檢體。
- 腹部、骨盆之X光：到放射診斷科做。
- 診斷性腹腔鏡：住院手術，檢查骨盆腔內狀況，有無長腫瘤、沾黏等。
- 診斷性子宮鏡：不必住院之手術，檢查子宮腔內狀況，有無長腫瘤、息肉、沾黏等。
- 大腸鏡檢查：不必住院之手術，檢查大腸腔內狀況，有無長腫瘤，由腸胃科醫師執行。
- 骨質疏鬆檢查：（因非一定需要，往往需自費）標準方法是以DEXA雙能量X光吸收測定，比較精確，通常到放射診斷科做。
- 電腦斷層檢查：到放射診斷科做。

骨盆疼痛的治療

　　是否用藥、是否治療，視原因而定；是否需要以藥物止痛，也因人而定。通常同一種疾病會有數種處理的方式可以選擇，疼痛的程度、想不想懷孕、怕不怕吃藥、對藥物反應如何，都影響處理方式。

　　必須治療的狀況要先處理，包括：感染、需手術的腫瘤、與懷孕相關問題（已經流產完全者例外）。

肛門疼痛出血

肛門周圍或內會發痛，有時會肛門出血，最可能是痔瘡，少數是肛門廔管、大腸息肉、大腸癌。

痔瘡最初只會出現鮮紅色出血症狀，不會疼痛。出血的嚴格度不一定，有的只會沾一點點在衛生紙或底褲上，有時會流很多血。症狀惡化時，每次排便都會出血。引起此病最大的原因是長期便秘、下痢、劇烈運動、勞累工作、長時間保持同樣的姿勢、常喝酒或吃辛辣、懷孕產後。

肛門出血常會讓女性分不清楚是否是陰道出血？簡單的分辨可以用不同張衛生紙，在肛門口與陰道口各壓一下，看那張沾到血。陰道出血一般多會整天反覆沾在褲底，肛門出血則幾乎都在大便以後才沾到褲子。

處理

痔瘡除非急性大出血要緊急切除，大多是因反覆腫大造成疼痛才到直腸外科接受治療，否則也可以用藥膏、栓劑減輕疼痛。在日常生活中不要做增加肛門壓力腫脹的事，也就是應改善排便、改善生活習慣、不久站久坐、不喝酒吃辣。急性疼痛時、排便後，可以溫水坐浴（醫療用品店都有專用坐浴盆），每隔幾小時泡坐8～10分鐘。

預防便祕

多吃水果蔬菜、全穀飯、多喝水、蔬果汁，有助於軟便，嚴重時就醫解決便秘。

女性的清潔

常常洗澡，清洗肛門時要特別注意。因為痔瘡使肛門口產生許多皺摺或小腫塊，容易引起搔癢藏污納垢，因此，排便後儘量在家以蓮蓬頭由前往後沖洗，並將皺摺以少許肥皂搓洗乾淨後，以毛巾完全壓乾皮膚，不要用力擦，等會陰與外陰自然風乾後，再穿底褲並擦上藥膏或凡士林，才不會引起搔癢不適，或是因而感染陰道造成反覆陰道發炎。

當肛門排出暗色血液與分泌物時，或時而便祕時而腹瀉，最好儘早看直腸外科或一般外科，以確定沒有直腸肛門的息肉或癌症。

和慢性疼痛共處

2001年美國政府訂了10年的疼痛控制計劃，足見疼痛影響健康與生活品質至鉅。一般臺灣人都有忍痛觀念，以為忍耐過去才是安全的，實則發生3個月以下的疼痛往往代表組織受損的現象，有時引起焦慮，3～6個月以上的痛則問題更多，情緒睡眠都被影響，連帶影響一個人的日常生活功能，慢性的焦慮也會加重原本潛在的精神與疾病問題，因此積極處理診斷才是明智。

疼痛是身體與主人的對話，提醒我們出了狀況，而診斷疼痛的目的在於找出病因，預防惡化或解決病因。

積極處理疼痛，改善生活與健康

疼痛影響生活品質與工作效率，更影響情緒與體能，使人容易憂鬱、發怒、焦慮、食慾不振，或是因為恐懼再度受傷，使得原本喜歡或必須要做的活動，變得做起來礙手礙腳、瞻前顧後。

而對於疼痛的負面情緒，往往還會使疼痛更嚴重，這些情緒反應與因疼痛引起的倦怠，進一步影響身體製造體內降低疼痛的荷爾蒙，而且增加使人疼痛的荷爾蒙，形成「越痛越不快樂、越不快樂就越痛」的惡性循環。

認識疼痛

1.急性疼痛

突然發生，通常為刺痛感，代表的往往是有疾病或對身體造成危險的狀態！在婦科而言，可能是卵巢腫瘤的破裂、內出血、卵巢輸卵管扭轉、流產等。急性疼痛有輕微一下子就過去的，也有嚴重且拖延數週數月的。這類疼痛多半隨疾病的處理而消失，很少超過半年沒好，但如果沒有完全解決，也會變成慢性疼痛。

2.慢性疼痛

疾病或傷害痊癒後還存在的痛，當初引發的疼痛訊息還在神經系統中活

躍，維持數週、數月，甚至數年。常見的疼痛形式有：頭痛、下背痛、癌痛、關節痛、神經性疼痛、精神性疼痛。

有些慢性疼痛還找得到存在的病，如婦產科的卵巢子宮內膜異位瘤（巧克力囊腫）、子宮肌瘤、骨盆沾黏、骨盆腔充血，是最常見的原因。有些慢性疼痛則一直找不到特殊的原因。

3.心理性疼痛

精神與情緒問題都可能是引起痛感的心理因素，有時這種疼痛還會加重、惡化、久久不癒。常見的種類有頭痛、肌肉疼痛、背痛、胃痛，或是經痛加重，嚴重時，往往幾種疼痛一起發作。

當找不出以上疼痛的實體原因時，醫師可能會認為疼痛是心理性原因導致。然而，壓力（緊張、罪惡感、憤怒等）本身就可能是特殊的炎症反應，造成疼痛，甚至高血壓、氣喘等疾病。處理這種疼痛的方式有心理治療、抗憂鬱藥物、非成癮性止痛藥物。

4.女性特有的骨盆腔不明疼痛

女性找不到明顯原因的疼痛，常見因骨盆鬆弛下垂、骨盆充血或骨盆沾黏。

■骨盆鬆弛下垂

骨盆底部肌肉韌帶筋膜負責骨盆腔臟器的支撐，懷孕、生產、瘦弱、停經、體質容易鬆弛的女性，隨年齡會越來越發現久站久坐後，便產生下腹悶痛。這種悶痛主要是臟器下移拉扯所致的不適感，有時子宮會非常前傾或後傾，也有時會因突然的大動作，產生很像急性扭傷的痛感。

■骨盆充血

上述容易造成鬆弛的狀況，也容易發生血液回流不良、充血，血管擴張充血，使人疼痛。

■骨盆黏連

手術或慢性骨盆腔炎，以及骨盆腫瘤（卵巢或子宮腫瘤），有時造成不易

診斷的黏連。臟器間的沾黏，會因為人體活動或腸管脹氣而被拉扯，使人忽然一陣疼痛，而沾黏處也往往會有血管與神經的增生，比較容易產生充血疼痛或神經抽痛。

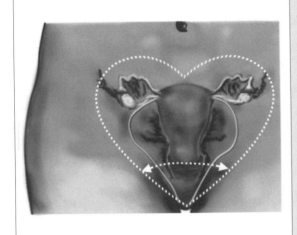

圖10-6：女性骨盆兩側疼痛（心型）

女性骨盆兩側疼痛（心型）—子宮以及兩側充滿韌帶、筋膜、血管，當骨盆鬆弛、骨盆充血、月經前，最容易感覺腫脹不舒服；有時搬重物、激烈運動、性行為後，也會因拉傷這些韌帶、筋膜而導致奇怪的疼痛感。這些與女性內生殖道有關的痛集中成約一個心型。心型的下方、箭頭分隔處以下代表恥骨的內側、下側，這裡的痛感往往與陰道疼痛比較有關。

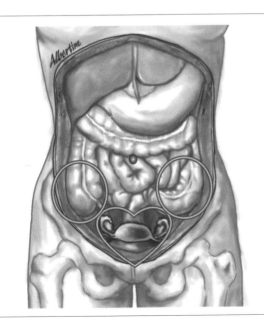

圖10-7：下腹部兩側的疼痛（圓形）

下腹部兩側的疼痛（圓形，正中央圓點是肚臍部位）—大腸腸管從正面看像個「問號」，在腹腔兩側內面，以筋膜掛在腹腔內部。懸掛大腸的地方，也容易因下垂而牽扯不適。如果再碰上骨盆下垂、組織鬆弛，支撐腸管的力量不夠，便更容易重墜疼痛。

■ 大腸脹氣

如果摸到時有時無的東西，往往是脹起來的大腸腸管，排便前較突起，排便完後便變得不明顯。

下腹疼痛發生的立即處理

- 如果是不嚴重的小悶痛，躺下休息往往便會改善。
- 子宮後傾的人則應側躺或膝胸臥式，平躺有時會更難受。
- 當發生突然的扭痛時，不管做什麼都應該趕緊停下來，側躺比較舒服的那一邊（姿勢通常是躺痛的那一側），等痛比較過去時，再就醫。
- 如果躺10分鐘都沒有改善趨勢，或是痛時併有頭暈、發燒、想吐，或是痛到無法忍受程度，都要趕緊就醫。
- 躺下不會改善的痛要小心，務必就醫，未必只是平日的鬆弛問題。

治療

發生慢性疼痛，第一步是就醫找出原因。當妳已經就診找出疼痛的原因，而且與醫師商量後確定可以暫時與疼痛和平共處時，最佳的處理慢性疼痛態度為「整體面」的復健治療，也就是「身體、情緒、認知」三管齊下，並找出可以長期執行的合理方法，讓慢性痛不那麼惱人。

有時使用藥物配合其他治療，多管齊下效果特別好。

- 藥物：止痛藥，從前列腺素拮抗劑到更強的嗎啡類止痛藥。市售感冒藥水、膠囊，成分包括咖啡因、乙醯胺酚、抗組織胺、阿斯匹靈、非類固醇抗發炎止痛劑、制酸劑、甚至有禁用的嗎啡類「可待因」，許多人用來止痛，但如果妳一星期得吃超過2或3次止痛藥，表示有潛在問題，應該求醫。
- 神經阻斷：適用小範圍的疼痛。在疼痛的相關神經或局部，施打局部麻醉藥來止痛。風險是對藥物過敏、打針處出血、感染等，一般止痛效果很好。
- 心理治療：心理師教導病人自我控制情緒、面對現實，減少慢性疼痛帶來的情緒衝擊。
- 放鬆治療：治療師利用生物回饋儀或心理治療教導病人自我放鬆技巧。

生物回饋儀使人容易學會控制肌肉、自由收縮放鬆，控制心跳血壓，調節自主神經系統。心理治療師也可利用教導病人放鬆而幫助睡眠。

- 物理治療：
  －傳統熱療（超音波、短波、微波、紅外線等）、冷療、電療、光療（紫外線、低能量雷射）、水療：改善局部循環，降低神經發炎，治療疼痛。
  －力療：牽拉運動、牽引、按摩。
  －運動治療：（1）姿勢矯正——改進生物力學上的姿勢、用力方式，避免產生新疼痛，如彼拉提斯核心肌肉運動、伸展運動、耐力運動、呼吸運動、平衡及協調運動等。（2）加強體適能——增加其心肺功能，促進有氧代謝，增加病人對痛的耐受力。
- 職能治療：日常生活中，改良生活環境、矯正病人行為，以減少造成疼痛刺激的來源。如為慢性下背痛病人，設計不傷害背肌的搬物方式，或設計符合人體工學的輔具，來避免進一步傷害，造成更多疼痛。慢性下腹痛者使用低骨盆位置的束腹，幫助支撐骨盆，避免久站或做跳動的運動。
- 另類療法：靜坐冥想、放鬆、瑜伽、芳香療法、藥草茶、花茶。針灸是目前經世界衛生組織認可對三十幾種疾病有助益，其中最主要的就是止痛（頭痛、下背痛、肌肉痛、關節痛、經痛），針灸可以促進腦內啡分泌，並減少傳到大腦的疼痛訊息。另類療法並無醫學證據確認效果，千萬勿一味相信忽略原本疾病的追蹤，以免延誤病情。
- 生活習慣改善：降低抽菸喝酒頻率，可以使疼痛引起睡眠問題的副作用不致惡化，喝酒使睡眠品質更加惡化，抽菸則還會增加關節軟骨退化，造成腰背疼痛。

　　除了以上的外來幫助，慢性疼痛病人也要自己勤練習深呼吸與各種放鬆技巧，使生活規律，每日設定要達到的事業不要太多，固定天天有休息、運動、放鬆專用的時間。

　　疼痛的人睡眠品質往往不佳，有的覺得不容易睡著、半夜易醒，但也有人是睡著後睡得不夠沉，缺乏恢復腦力的深層睡眠，這些都使人白天昏沉倦怠，長期嚴重睡眠品質不佳容易引起高血壓、糖尿病。因此睡不好的人，也要至睡眠中心尋求協助積極改善睡眠，以免健康惡化。

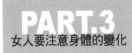

PART.3
女人要注意身體的變化

Chapter 11

頻尿可能是疾病的徵兆

》頻尿不一定是膀胱炎
》女性尿道膀胱炎

頻尿不一定是膀胱炎

頻尿是婦女常見的泌尿症狀，可能是單純某種疾病引起的一個症狀，也可能是很多因素共同形成的現象，不一定都與膀胱有關。溫度、濕度、飲水多寡、飲水成分、緊張壓力，都會影響排尿頻率。一般清醒時，約2至4小時解一次小便是正常的，超過這個頻率，尤其還有半夜一定要起來解尿、尿完又想尿、每次尿量都不大，就比較需要到泌尿科與婦產科共同診斷。

表11-1：引起頻尿的原因

疾病	導致頻尿的原因
急性膀胱炎	合併急性血尿、小便疼痛、尿道灼熱、尿急、下腹痛、下背痛。
膀胱、下輸尿管結石	結石跑到輸尿管開口，快到膀胱時，容易出現頻尿。
間質性膀胱炎	• 好發於30至50歲，膀胱容量變小，致病機轉不明，女性約為男性九倍。 • 性行為後、懷孕、停經、黃體期、骨盆腔發炎、骨盆腔黏連、骨盆腔充血、子宮內膜異位症、卵巢腫瘤、會陰陰道炎都可能誘發或使本病更嚴重。 • 症狀是嚴重的尿急、頻尿，脹尿時恥骨內上方疼痛或壓迫感，急迫性尿失禁、性行為疼痛，嚴重時幾分鐘就要解一次尿，尿量也常只有幾十西西或更少，痛感在解尿後會得到紓解。 • 尿動力學檢查顯示膀胱容積較小，但沒有不正常膀胱肌肉收縮。 • 膀胱鏡檢查可見膀胱內面出現黏膜下出血、裂縫、疤痕，少數人會有潰瘍。
尿道症候群	尿液檢查、X光沒有異常，大多數人找不出任何異常。 部分病人在尿動力學檢查可見尿容量還少時，膀胱肌肉不自主收縮，造成頻尿感。
骨盆腔腫瘤	腫瘤壓迫膀胱使容量減少、膀胱充血變形。
婦女停經	女性荷爾蒙下降約1～2年，尿道上皮會明顯萎縮，引起頻尿。
尿失禁	膀胱如果充滿尿液時，尿失禁會更嚴重，因此患者習慣多去解尿，膀胱不習慣裝較多的尿，變成頻尿。
膀胱子宮下垂	因解尿無法解乾淨，餘尿太多，以致一下子膀胱又再度充滿，想再去尿。
其他	陰道炎、骨盆腔發炎、膀胱腫瘤、膀胱或陰道內異物、神經性膀胱病變（糖尿病患）等。

女性尿道膀胱炎

約四個女性就有一個感染過尿道膀胱炎，憋尿水喝少，讓細菌有機會孳生，是最大原因。SARS時戴不能取下的N95口罩，就讓楊醫師也發生了這輩子的唯一一次。更年期之後，則往往還與膀胱下垂尿不乾淨、缺荷爾蒙，使膀胱尿道組織抵抗力差有關。

女性尿道、陰道靠近肛門

男女尿道構造不同，女性尿道比男性短，只有3至4公分，細菌很容易跑入膀胱；而且尿道口在前、陰道口在後，尿道、陰道開口與細菌量多的肛門口接近，不像男性分得很開。因此女性尿道、陰道極易受糞便細菌感染，也遠比男性容易感染發炎。甚至尿道也會被發炎的陰道所感染。

成年女性約是男性的五十倍，老年女性則約降至男性十倍，致病細菌則以從肛門跑來的、妳的或性伴侶的大腸桿菌最常見。

尿路正常情況是沒有細菌的，感染也很少波及生殖道，但造成的影響是：

· 性行為的動作，容易將肛門口附近殘存的細菌帶進尿道，造成感染。

· 內褲走路時會前後移動，太貼身的內褲如丁字褲、墊了小護墊，都使肛門細菌容易往前污染到尿道、陰道；如果月經期間棉墊換太慢，墊上因經血而孳生的細菌會因走路等動作慢慢進入尿道，造成感染。

· 生殖道的陰道炎、子宮炎、骨盆腔發炎，則容易把細菌或滴蟲傳到泌尿道，造成兩個系統都感染。

因此女性的膀胱炎，剛開始發生先到婦產科就診，醫師比較能夠同時處理兩個問題或做出正確診斷。

造成膀胱炎的細菌如果隨輸尿管逆行到腎臟，會變成急性腎盂腎炎，症狀是腰痛、發冷發熱、發燒，此時須住院打抗生素，否則細菌量多進入血液，可能變成菌血症或敗血症，危及生命。

大多成年女性發生泌尿道感染，原因很單純，如果有先天的泌尿道畸形，則會自小就發病；少數則會因為有尿路結石而反覆發炎，有間質性膀胱炎、糖尿病等引起的神經性膀胱，沒有細菌還是有排尿異常的問題，因此，膀胱炎若是反覆發作、久治不好，便需到泌尿科安排進一步檢查。

症狀

1.尿道發炎：

症狀與一些陰道發炎很像，或是同時發生尿道炎、陰道炎，因此到婦產科就診比較恰當。

- 外陰疼痛：主要是尿道口痠、脹、疼痛。許多人會與外陰發生混淆。
- 解尿疼痛：尿出來的時候會感到尿道口灼熱、疼痛、痠脹。
- 解尿困難：感覺解尿的功能怪怪的，雖想尿卻不太容易尿出來，甚至需以肚子用力才尿出。

2.膀胱炎：

症狀與骨盆發炎很像，或是同時發生，到婦產科就診比較恰當。

- 頻尿：正常女性白天約2～4小時尿一次；頻尿指小便次數變多，甚至解完很快又想解、每次都只有排出一點點尿。
- 尿急：如果想尿不去尿，有快尿在褲子上的感覺。
- 血尿：膀胱是很容易出血的器官，發炎時的血尿，有時尿液看起來和流血一樣鮮紅，治療後很快會消失，不必害怕。
- 下腹痛：恥骨內上方不時痠痛、脹、刺痛。

檢查

- 第一次感染：主要是做尿液常規（檢查中段尿）。反覆發作，會安排尿液細菌培養。
- 同時有白帶異常：女性要想到是否有陰道炎，甚至是性傳染病，需視狀況另外檢查白帶是否有滴蟲、淋病，子宮頸是否有披衣菌等。
- 性伴侶：發現有性傳染病，男性一定要治療。男性的泌尿、生殖系統最後都在尿道結合，所以性病細菌和大腸菌都會在射精時，從尿道進入女性體內，泌尿、生殖感染，也都會有尿道感染症狀，因此很難從症狀區分是否合併性病，需到泌尿科檢查，尤其是性生活比較活躍的年輕男性。老年男性的泌尿道感染，則比較是攝護腺肥大與普通尿路感染為主。
- 懷疑其他問題：婦產科超音波（腫瘤壓迫）、尿動力學檢查（解尿功能）、X光（結石、先天異常）、泌尿道超音波（結石、先天異常）、膀

胱鏡（間質性膀胱炎等）。

治療

- 服抗生素，最好是到症狀解除後多2～3天，比較能夠完全治療。
- 多喝開水，利用大量尿液將細菌稀釋沖走，少數尿道炎，多喝開水，運氣好也可自己痊癒。
- 急性期可連1～2天補充大量維他命C，每天約2公克（2000毫克），酸化尿液，不利大腸桿菌生長。平常則每天300～500毫克便夠了。

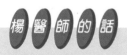

女性預防膀胱炎的注意事項

- 多喝水，不憋尿。
- 先沐浴再房事，男女生都應以肥皂洗淨肛門口。
- 男生要把包皮翻開洗淨包皮垢。
- 女性在性行為後一定要馬上去解尿（即使沒有尿意），解出尿道口的細菌。
- 女性不應事後灌洗陰道，反而破壞陰道內的正常菌種平衡與酸性，增加感染機會。

【反覆發炎的女性平常應】
- 服用含花青素的飲品或食品（如約300 cc蔓越莓原汁），使大腸桿菌不易附著到泌尿道上。
- 每天吃500毫克維他命C。

Chapter 12

癌腫、腫塊、異常陰道出血

》 我的肚子變大了？
》 肚子摸到硬塊
》 外陰部摸到腫塊
》 異常陰道出血
》 乳房摸到腫塊

我的肚子變大了？

肚子變大了，有時還容易摸到一坨坨的內容物，有問題嗎？！懷孕生產後，女性的肚皮皮膚、肌肉與韌帶比以前鬆弛，因此，只要有一點脹氣，都會使肚皮膨起，感覺似乎裡頭有異狀，越摸也會越怪。

懷孕期間骨盆因為被長期壓迫、荷爾蒙影響、加上生產過程的擠壓，發生一些體質上的變化，容易發生無緣無故的下腹痛與脹大。這些變化都會讓妳沒有長東西，也覺得肚子變大了。

- 骨盆腔比較鬆弛：子宮兩旁、骨盆底部負責支撐骨盆的肌肉韌帶筋膜變鬆，骨盆容易因為脹氣、便祕、久站久坐而下垂，連帶使得子宮、膀胱、直腸下垂，骨盆所承載的腸子也容易下墜。

- 陰道壁肌肉韌帶筋膜變鬆：連帶使得膀胱、直腸從陰道壁膨出，容易尿不乾淨、大便困難，而子宮兩旁、骨盆底部、陰道壁血管變得擴張易充血，久站久坐時會像腳部靜脈曲張一樣造成疼痛。

- 腹部皮膚肌肉韌帶筋膜變鬆變薄：使得脹氣時，腹部會顯得比懷孕前更膨脹，腹部的內容物摸起來比較明顯；如果有便祕，鼓起的腸管會更清楚。

- 腹部脂肪組織增厚、內臟油脂增加：真正胖的地方是脂肪層，懷孕加上年齡，都讓身體中段的脂肪容易堆積，壓力大的人、坐辦公室的人，則又更容易中段肥胖（中廣型、蘋果型肥胖）。

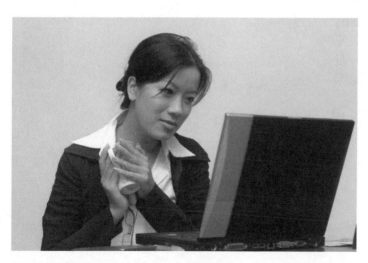

圖12-1：長時間久坐辦公室，活動量小，稍不留意很容易就會「坐」出驚人的小腹，導致下半身肥胖！

肚子摸到硬塊

自 1982年起至2003年，惡性腫瘤一直是臺灣地區主要死亡原因之冠，而女性的平均壽命高達78歲，比男性多出6～7歲；如果不幸罹患癌症，年老時往往有伴侶照顧的機會也比較低，因此，除了注意抗氧化行動來預防癌變，也應瞭解女性常得的癌症是如何篩檢，早期發現，早期治療。

2005年台灣女性的死亡原因以癌症為第一，發生的癌症種類排名為：子宮頸癌、乳癌、腸癌、肝癌、肺癌。而2004年造成死亡的癌症則依次為肺癌、肝癌、結直腸癌、女性乳癌、子宮頸癌等；死亡年齡以乳癌54歲最低，口腔癌、子宮頸癌66歲略晚。

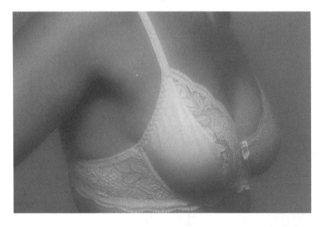

圖12-2：一般女性發現乳房有硬塊時，常因羞於告人，或認為不重要、害怕乳房切除，而耽誤了治癒的大好機會。

其中位於女性生殖器官的癌症，最多是子宮頸、卵巢，再來是子宮內膜癌，其他較少見的還有外陰陰道癌、子宮絨毛膜癌、輸卵管癌，這些癌症好發的年齡大約在中年，大多問題要到很嚴重才可能達成到腹部摸到腫塊的程度，也就是說，如果妳有定期抹片與內診，則自己摸到異常腹部腫塊時，大多是良性的問題；因此，雖然得病的人多，但可以治好的比例也高。

至於許多女性所得的肺癌是比較不易早期出現症狀、與廚房油煙關係較大的肺腺癌，等不舒服發現時往往已經末期。

總之，瞭解之後，規則檢查，才能避免遺憾。

表12-1：女性常見癌症與容易致死癌症

癌症	好發年齡與特性	常見症狀	基本之篩檢、診斷
肺癌	好發中老年人，50～59歲年齡層最多，危險性隨年齡上升，70歲以上到達高峰。男性逐年減少，但女性上升，是臺灣女性癌症死亡第一位，五年存活率約10%。男性以最常見的扁平細胞癌為主，女性以較惡性的腺癌最多、扁平細胞癌次之。如40歲以下發病以腺癌、未分化癌為主，極為惡性。吸菸是肺癌的主因～80%男性是吸菸所致，而女性30%與菸害（包括二手菸）有關～吸二手菸肺癌罹患率比沒吸的人高出24%，因此家中如有人抽菸應請他到室外抽！應注意的是近半女性腺癌與廚房油煙、空氣污染有關，城市比鄉村發生率高，且接觸相同濃度致癌物時女性比男性更易罹患肺癌；其他包括飲食習慣不良（高脂、缺乏抗氧化食物）、原有肺疾（如陳舊肺結核）、石棉粉屑、體質或遺傳、免疫功能缺陷等。戒菸可降低肺癌發生，越早戒菸罹癌機率可年年降低。	初發症狀為咳嗽、胸痛、胸部壓迫感，咳血、血痰、吐痰、呼吸急促、喘鳴、呼吸困難、聲音嘶啞、吞嚥困難等；肺癌容易轉移，轉移腦部會造成頭痛、嘔吐、視覺障礙，轉移骨頭會骨痛、骨折；「腫瘤伴隨症候群」：近端肌肉無力、不明原因靜脈血栓、內分泌功能失調；全身症狀：食慾不振、體重下降、虛弱疲倦、發燒。	篩檢或診斷以胸部X光片，應由專科醫師判讀才易早期發現；懷疑時，需以痰細胞學、支氣管鏡刷拭或切片、支氣管沖洗、經超音波導引抽吸、胸水細胞學、經皮細針抽吸術、胸腔鏡等得到組織病理學的確認；電腦斷層、核子醫學檢查則幫助定位、追蹤。腫瘤標記無法早期偵測肺癌，主要應用在評估治療效果、復發。女性易得的腺癌，症狀比男性常得的扁平細胞癌不明顯，因此年過40女性定要規則做胸部X光片健檢，目前健保提供40歲以上三年一次的成人健檢，其中有包括胸部X光片。

癌症	好發年齡與特性	常見症狀	基本之篩檢、診斷
肝癌	好發45～55歲，臺灣以男性居多。高危險群為B型肝炎病毒感染約占得癌者80%，其次是C型肝炎約10～15%（也就是B型肝炎S抗原（HBsAg）陽性、C型肝炎病毒抗體（Anti-HCV）陽性）。B肝大多來自母親垂直感染，少數來自共用刮鬍刀、性行為、輸血、刺青等。使帶原者容易罹癌的因素可能包括常吃黃麴毒素污染食物如花生、飲酒過量、寄生蟲等。約80～90%的肝癌患者在肝癌發生前有肝硬化，肝硬化使免疫力下降，細胞較易形成癌症。	早期並無特殊症狀，如有倦怠、厭食常是合併的肝炎、肝硬化所致。大的腫瘤才會發生體重減輕、右上腹痛、肝腫，少數因肝癌破裂內出血。女性比男性療效好，存活機會高。若因臨床症狀而診斷出，反而預後較差，平均存活6～9月。	每個人都應瞭解自己有無C型、B型肝炎帶原，帶原者須每年做肝臟超音波，如是肝癌高危險群、或已經慢性肝炎、肝硬化，應每半年做肝臟超音波與腫瘤標誌；腫瘤標誌甲型胎兒蛋白（alfa-fetoprotein；AFP）是很好的篩檢參考，懷疑時進一步做肝臟超音波、電腦斷層、核磁共振、血管攝影。
子宮頸癌	原位（零期）癌從30歲開始好發，但性行為發生3年以後，癌前病變就可能出現；早婚、生育子女多、性生活頻繁、子宮頸曾受病毒感染、有性病病史、抽菸者等易罹患，是最常見的女性癌症，平均年齡有逐漸下降的趨勢。零期癌治癒率接近100%。	無症狀，只要規則抹片；大多數白帶、出血與癌症無關。	篩檢以子宮頸抹片為主，異常者視狀況，於陰道鏡下做子宮頸切片；每年定期做一次子宮頸抹片檢查，連續3年皆陰性後，才可與醫師商量能否改為每3年一次。
卵巢癌	近年來臺灣逐漸增多，是女性第二多的生殖道癌症；有些是基因、極少數與遺傳有關；高脂食物可能有關，種類繁多。從小女孩到80歲以上都可能，是停經前後10年最易發生；最常見的卵巢上皮細胞癌主要發生於40歲以上，50～69歲為主；惡性生殖細胞瘤易發生於20歲前。至今還未證明促進排卵藥物與卵巢癌有關，如果擔心可考慮產後母奶餵久一些，以延緩卵巢恢復排卵，減少卵巢癌發生。	大多無症狀、不疼痛，不易自我察覺；有的會月經不規則、胃不舒服、胃口不好、便秘、腹脹，易被誤認為腸胃問題而只到腸胃科就診。	發生月經異常、下腹不適、腹脹、腹痛找婦產科專科醫師診察；追蹤當中的良性卵巢問題務必定期回診，照超音波與抽血檢查腫瘤標記；一等親或二等親中有卵巢腫瘤病史、家族性大腸癌、子宮內膜癌、乳癌，或其它消化系統、泌尿系統腫瘤者，均屬罹患卵巢腫瘤的高危險群，考慮每年找專科醫師篩檢。

癌症	好發年齡與特性	常見症狀	基本之篩檢、診斷
子宮內膜癌	女性第三多的生殖道癌症，近年越來越多見；臺灣大部分發生在子宮內膜癌停經後，大部分病人年齡在45～59歲之間，60%發生在50歲之後，但15%出現在40歲之前；高危險群為肥胖、糖尿病、高血壓者、多囊性卵巢症候群、未生育、12歲前月經來潮、52歲後未停經、月經紊亂者。須定期至醫院篩檢的人包括：有子宮的停經婦女只服用女性荷爾蒙、肥胖的停經婦女、有子宮內膜癌、乳癌、腸癌、卵巢癌家族史的婦女、52歲以後停經、停經前常月經不來，尤其是多囊性卵巢症候群的婦女。停經後陰道出血，30%是使用女性荷爾蒙引起，15%與子宮內膜癌相關，10%是子宮或子宮頸息肉，5%是子宮內膜增生，10%是子宮頸癌、子宮肌瘤、萎縮性發炎、受傷等。	早期症狀主要為停經後陰道出血（原因見左欄）；年輕婦女症狀為不規則陰道出血，時間既不規則，量又不一定；少數是子宮腔內蓄膿導致，有奇怪膿性陰道分泌物；晚期的症狀有腹部腫脹、腹水等；其中60～70%患者有高血壓，糖尿病等。	停經後，陰道超音波檢查若內膜厚度＞6mm；停經後無症狀，但抹片檢查出現子宮內膜細胞者，需進一步診斷以排除內膜癌；診斷方式以麻醉後做分段式子宮內膜刮除術為最有效，門診清醒時做子宮內膜取樣（停經者萎縮時困難）、超音波為輔；腫瘤標記、子宮頸抹片對篩檢診斷幫助不大。
大腸直腸癌	台灣地區發生率逐年增加，占惡性腫瘤第三位，死亡率亦占癌症死因第三位；通常發生在50歲以上（55～70歲），但任何年齡都可能，近幾年有年輕5～10歲傾向。早期發現早期治療，存活率高達90%以上；誘發原因包括：（1）基因與遺傳——直系血親有一位大腸癌，得癌機會2～4倍；家族性大腸息肉症（連續二代中三個近親得大腸直腸癌，其中2人為一等親（父母、子女、兄弟姊妹），至少一人＜50歲，則懷疑得病）終身大腸直腸癌機會為80%，親人應21歲後每年作大腸鏡檢查。（2）飲食——高膽固醇、少蔬果，啤酒可能增加直腸癌（3）女人停經後機率增加、第一次懷孕發生流產者發生率也較高（4）高危險群—過去有息肉或得過腸癌、過去患潰瘍性結腸炎、過去得胃癌或卵巢癌或乳癌或甲狀腺癌、有親人患大腸癌、有家族性息肉群症、有親人得過胃癌或卵巢癌或乳癌、家中有兩人以上得癌者。	早期症狀不明顯，較嚴重開始發生便血、大便帶血或黏液、排便習慣改變（排便次數增多、腹瀉、便秘、腹瀉便秘交替）、糞便變細、排便不盡而感覺有殘便、頻頻產生便意、排便困難、排便時肛門疼痛、腹痛、腹部腫塊、腸阻塞、腹水；若出現體重減輕、虛弱發燒，往往表示晚期症狀。	高危險群（最左欄）每半年至少檢查一次「糞便潛血」，其餘年齡40歲以上男女、第一次懷孕發生流產、膽囊切除者亦需注意每年檢查，篩檢以糞便潛血免疫反應法為主（目前政府則提供50～69歲民眾每年一次），肛門指診為輔。進一步診斷則靠乙狀結腸鏡、大腸X光（氣鋇劑灌腸下消化道雙重對比攝影）、經直腸鏡、大腸內視鏡切片做病理檢查，超音波、電腦斷層掃描為輔；腫瘤標誌癌胚胎抗原（CEA）由於大部分腺腫及早期癌症都在正常範圍，主適用術後追蹤。

癌症	好發年齡與特性	常見症狀	基本之篩檢、診斷
乳癌	40～49歲，較歐美國家的好發年齡約提早10歲，但任何成年婦女皆有機會罹病。零期癌治癒率甚至接近100%，第一期80%的病人可存活超過10年。乳房自我檢查發現的腫塊多屬良性，發現時千萬勿驚慌，但如為惡性往往較嚴重，規則接受乳房X光攝影或乳房超音波檢查，才能偵測出觸診無法發現的零期或第一期乳癌。台灣婦女的乳房多屬緻密性質，與歐美不同，故40～50歲需配合超音波檢查，增高診斷準備性！	最重要的臨床現象是不痛的乳房腫塊、乳房局部硬塊。腫塊一般較硬沒有彈性、形狀不規則、與其他正常組織邊界不清楚、感覺上像固定在皮膚或胸口上；嚴重者會有皮膚凹陷、橘皮狀皮膚、紅腫潰爛、乳頭從不凹變成凹陷、乳頭不正常分泌物等。發生上述往往已非早期乳癌。	每位婦女應於每次月經完後一週內，乳房不脹時自我觸診；有危險因子婦女，35歲起接受醫師觸診或必要之超音波檢查；40歲起做第一次乳房X光攝影，而後以超音波與X光攝影每年輪流檢查；50歲後篩檢以乳房X光攝影為主。健保目前給予50～69歲婦女2年一次乳房X光攝影。自我觸診摸到任何乳房腫塊，即使沒有其他症狀還是應該到「乳房外科或一般外科」由外科專科醫師觸診，必要時安排乳房超音波、乳房X光攝影、細針抽吸細胞學檢查等。
胃癌	亞洲地區胃癌仍然相當普遍，好發於50歲以上，目前為止愈後仍然不佳；高危險群包括胃部幽門螺旋桿菌感染（感染病患罹患胃癌機率較正常人高8倍）、常食用醃製（硝酸鹽及亞硝酸鹽）、燻烤食物、肉類缺乏冷藏、飲食不節制、水分攝取少、食鹽攝取過多、抽菸、缺乏脂質和蛋白質攝取、食物缺乏維他命A和C、萎縮性胃炎或常發生胃炎者、胃腺瘤者、惡性貧血者。	早期通常沒有症狀，許多人胃癌轉移時才發現。胃癌症狀有消化不良、心口灼熱、飽脹感、持續性上腹痛、解黑便、嘔血、餐後嘔吐、虛弱疲勞、體重減輕、持續性發燒。	糞便潛血試驗可輔助篩檢；診斷包括上腸胃道鋇劑X光攝影、內視鏡檢查與切片，並進一步病理化驗；電腦斷層。

癌症	好發年齡與特性	常見症狀	基本之篩檢、診斷
膽囊癌	好發60～70歲，女性多於男性，典型患者是長期膽囊問題的老婦人。目前無明確致癌原因，雖然較常發生於有膽結石的人，但膽結石只有極少數會發生膽囊癌。膽囊壁多次發炎、變硬或鈣化為致癌高危險因子；只有膽囊疾病但無石化膽囊，為低度危險因子。	很少有特別症狀，可能出現如黃疸、腹痛、體重減輕、食慾不振、發燒、噁心、皮膚搔癢等，通常出現黃疸已是末期。	目前仍無適當的篩檢方法來早期偵測。超音波為理想診斷方式，息肉超過1公分，懷疑為腺瘤、腺癌，應用內視鏡進一步診斷。其他檢查包括口服膽囊攝影術、經皮穿肝膽道攝影術、電腦斷層、核磁共振檢查、X光等。
胰臟癌	發生年齡60～65歲，男性約為女性1.5倍，與吸菸、喝酒、飲食油膩關係密切；依所長的部位而現象不同。長在胰臟頭部，易壓迫總膽管，出現黃疸、皮膚癢疹、脂性下痢等，因而能較早發現，有機會手術治癒；發生在體部、尾部，通常很難早期發現，很少可手術切除治癒。	早期沒什麼特殊症狀，可能食慾不振、腹脹、腹部悶痛，如腫瘤可能侵犯附近器官，會疼痛加劇、痛到背部。	早期診斷相當困難，腫瘤標記敏感性和特異性都不夠；診斷需要如超音波、電腦斷層、核磁共振掃描、膽道攝影。
惡性淋巴瘤（淋巴癌）	淋巴系統存在於身體的各個部位，淋巴癌可能生成於身體各部位如脾、肝、扁桃腺、鼻咽、肺、腸胃、腦、骨髓、皮膚、甲狀腺等。可能癌變的原因有：免疫系統缺陷、特殊病毒感染（愛滋、第一型人類T淋巴球細胞性病毒、EB病毒）、曾做過放射線或化學治療的何杰金氏病或紅血球過多症、遺傳。臺灣地區則90%以上為非何杰金氏淋巴瘤，在女性癌症死因排名約第九，主要發生於成人，男性稍高於女性，平均年齡60歲以上。	初期出現無痛性淋巴腫大，尤其是頸部、腋下、鼠蹊部、腹股溝淋巴結等處，也可能出現體內、肝脾腫、腹部腫瘤。有時發生不明原因發燒、夜間盜汗、倦怠、體重下降、皮疹等。	大多淋巴腺腫大只是與發炎、感染有關，可見紅腫熱痛，真正惡性只占少數。淋巴腺腫未長大或生長緩慢者，其惡性機率也不大，但仍應至血液腫瘤科就醫。確定檢查包括淋巴組織病理切片，其餘配合觸診、血液常規、生化檢查、X光、腹部超音波、電腦斷層、核磁共振、淋巴管攝影、甚至骨髓穿刺切片等。

癌症	好發年齡與特性	常見症狀	基本之篩檢、診斷
甲狀腺惡性腫瘤（甲狀腺癌）	約占所有惡性腫瘤1%，真正致癌原因不清，可能是幼時接受X光或放射線治療、長期橋本氏甲狀腺炎、遺傳（家族性甲狀腺髓質癌）；一半以上屬乳突癌，半數發病年齡在40歲以下，女性為主；其他40歲後發生的種類也以女性為主，約為女性好發癌症的第十名。	甲狀腺腫大、硬塊，腫塊漸大；壓迫到神經時會出現聲音沙啞、侵犯食道時會吞嚥困難、侵犯或壓迫氣管會咳血、呼吸困難。	診斷方式：甲狀腺淋巴結觸診、核子醫學甲狀腺掃描、甲狀腺超音波、食道鋇劑X光檢查、細針抽吸細胞學檢查；甲狀腺功能大都正常。

表12-2：女性生殖器官的癌症

女性生殖器官癌症	好發年齡	症候	診斷方式
子宮頸癌（女性頭號癌症）	40～55歲；65歲以後	沒有症狀，嚴重時血狀分泌物、下肢水腫；沒有定期篩檢者往往因無法早期發現，65歲後才因腫瘤引起異常出血就醫。	子宮頸抹片、陰道鏡切片；因能早期發現治療，致死癌症排名第四，理論上應該更低。
子宮頸癌前病變	平均30歲，逐漸下降	沒有症狀。	子宮頸抹片、陰道鏡切片。
乳癌	40～50歲，發生年齡比歐美早10年	單側乳房單一個硬、實質性、不會移動、不痛、輪廓不規則的腫塊，多於乳房外上方；乳房皮膚濕疹、乳頭下陷、血狀分泌物。	乳房攝影、乳房超音波、抽吸、切片。
卵巢癌	50～69歲（罕見的生殖細胞瘤發生於20歲以前）	沒有症狀，發現多在第三期，存活率不佳。	超音波、腫瘤標記血清CA-125。
子宮內膜癌	55～66歲（53歲）	90%異常陰道出血。	分段式子宮內膜刮除術。
外陰癌（佔女性生殖器官癌症1%）	60～70歲	外陰長期搔癢，合併皮膚硬塊、腫塊、白斑，外陰皮膚出血潰瘍不癒、外陰皮膚異常分泌物、解尿疼痛；黑色素斑塊。	皮膚切片。
絨毛膜腫瘤	20歲不到、45歲以上的孕婦	月經過期，懷孕或產後陰道異常出血、劇烈孕吐、腹痛。	超音波、腫瘤指標絨毛膜性腺激素（HCG）即懷孕指數上升等。

女性的肚子內裝的內臟可真不少，一旦摸到硬塊很難說一定是什麼問題，位於骨盆下腹區域的內臟，除了婦女生殖器官，還包括泌尿系統（腎、輸尿管、膀胱）、下消化系統（小腸、盲腸、闌尾、大腸、直腸）。當摸到硬塊時，務必就醫，應該諮詢的醫師最好至少包括內科或外科，與婦產科。

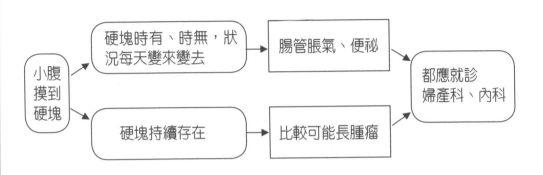

表12-3：摸到小腹硬塊的基本判斷

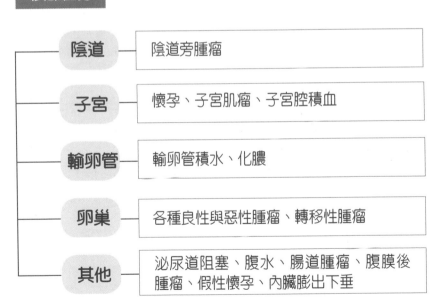

表12-4：骨盆硬塊的原因

外陰部摸到腫塊

外陰部摸到腫塊的原因，依照位置與疼痛來分可見《表12-5》。但是因為種類繁多，且自己難以看清楚，為了避免延誤病情，尤其是延誤性傳染病的治療，任何第一次發生的狀況，最好就醫瞭解。

表12-5：外陰部摸到腫塊的原因

位置	痛	不痛
外陰部皮膚腫塊	良性皮膚腫瘤、受傷血腫、膿包、性傳染病、毛囊炎、濕疹（癢痛，微突起）	良性皮下囊腫、良性皮脂囊腫（粉瘤）、良性脂肪瘤、惡性皮膚腫瘤、性傳染病
陰道口中央附近凸出腫塊	子宮肌瘤（少數）、受傷血腫、性傳染病、濕疹（癢痛，微突起）	子宮肌瘤、膀胱直腸或陰道脫垂、腸道脫垂、凸出而明顯的處女膜、性傳染病、皮脂腺堵塞
陰道口兩旁附近凸出腫塊	巴氏腺膿瘍、受傷血腫、性傳染病、濕疹（癢痛，微突起）	皮脂腺堵塞、巴氏腺囊腫、性傳染病、

※ 性傳染病包括：疼痛伴有潰瘍的泡疹、軟性下疳、花柳性淋巴肉芽腫、腹股溝肉芽腫；不痛的尖形濕疣（菜花，請見P. 242）、梅毒第一期之下疳（有潰瘍）可參見《圖12-4》。

※ 血腫常發生於撞擊受傷或手術後，少數於激烈性行為之後。

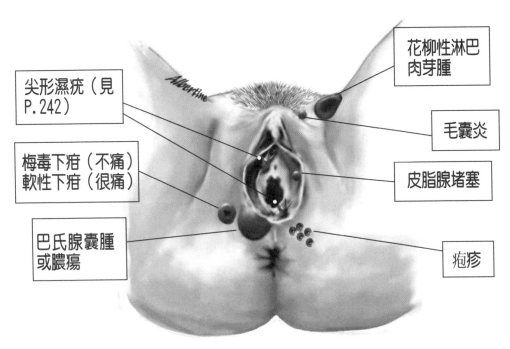

圖12-3：外陰部腫塊圖示（一）

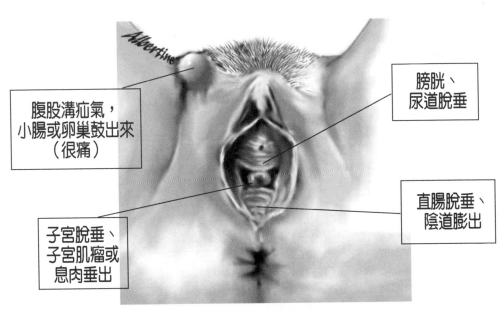

圖12-4：外陰部腫塊圖示（二）

異常陰道出血

發生奇怪的陰道出血，其實很少與惡性問題有關，大多是可以治療的狀況，除非妳沒有按時間做抹片，或是本身常常亂經、有肥胖、高血壓、糖尿病，或已經停經一年以上，才比較擔心。不必驚慌，但請務必就醫確定沒有問題。

看到陰道出血，可能的出血位置包括子宮、子宮頸、陰道或外陰，少數來自尿道或是肛門，更少情形來自輸卵管。卵巢則是分泌荷爾蒙異常時造成子宮內膜亂經出血的原兇，但是卵巢出血則不會直接流到外面被我們看到，卵巢出血造成的是「內出血」。

如果是剛做完婦產科手段，如流產手術、各種子宮手術，發生較多的出血，一定要趕緊回診找手術醫師。各種手術、疾病對人體是種壓力，往往使月經提前或延後，只要確定沒有懷孕、沒有其他問題，大多觀察以後會逐漸恢復原狀。

服用任何荷爾蒙藥物當中發生異常陰道出血，也應告知醫師，這可能是可以接受的副作用，也可能需要調整用藥。

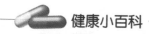 健康小百科

常見的月經狀態異常

- 次數過多：月經週期很短，不到21天就來一次。主要原因為不排卵性出血（亂經），或濾泡期或黃體期過短。
- 次數過少：月經約2～3個月才來一次，一年內才來幾次。主要原因為情緒、工作壓力、疾病如甲狀腺功能異常、多囊性卵巢症候群、男性荷爾蒙過高。
- 經血量過多：每次月經來之量相當多，一小時內月經護墊就溼透2、3塊，總量超過80 cc。主要原因為子宮腔內粘膜下長肌瘤、子宮腺肌症、子宮內膜息肉、子宮內膜增生。
- 經血量過少：即月經期血量少，幾乎沒有鮮紅色，都是暗色。主要原因為甲狀腺機能異常、子宮內膜擴括術引起子宮內膜黏連，或服用口服避孕藥物長期後子宮內膜萎縮。

異常陰道出血依發生時間不同分：

· 在不是月經的時間發生陰道出血——兩次月經當中出血；性行為後出血。

· 停經之後陰道出血。

· 月經狀態異常（參見下表）（月經的形式變得和以往不同，太多、太少、來很久等）。

如果搭配其他同時出現的症狀，可大致猜測異常陰道出血相關的問題為何。當找不出任何實質原因時，則可能是「子宮功能失調性出血」。

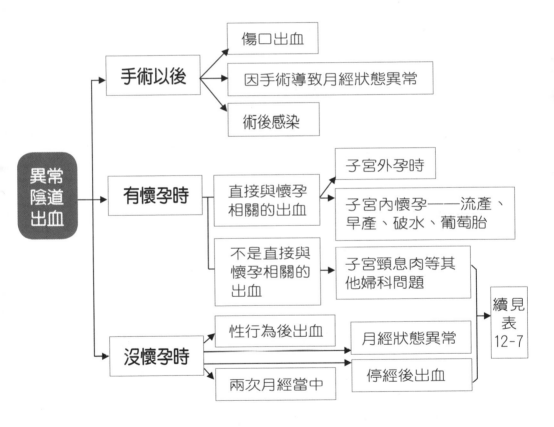

表12-6：異常陰道出血之原因

外陰長腫塊、癤、瘡等不明物	• 不痛：尖頭濕疣（菜花）、子宮頸癌 • 會痛：毛囊炎、巴氏腺膿瘍、疱疹化膿 • 不會癒合的膿瘍要小心是皮膚癌
夾雜其他大量陰道水狀、黏液狀分泌物	• 排卵性出血（1、2天乾淨） • 子宮頸炎、子宮頸糜爛 • 性傳染病如子宮頸疱疹、尖頭濕疣（菜花）、披衣菌 • 子宮頸外翻 • 子宮發炎 • 子宮內膜增生、息肉 • 子宮內膜下之子宮肌瘤 • 子宮頸癌、子宮內膜癌、輸卵管癌（很少見）
骨盆腔疼痛	• 子宮肌瘤 • 子宮腺肌症 • 子宮內膜異位症 • 子宮發炎、骨盆腔炎 • 卵巢良性或惡性腫瘤 • 子宮頸癌、子宮內膜癌
摸到骨盆硬塊或小腹膨脹	• 經前症候群之脹氣（月經來後膨脹便消失） • 子宮肌瘤 • 子宮腺肌症 • 子宮內膜異位症 • 子宮發炎、骨盆腔炎 • 卵巢良性或惡性腫瘤 • 子宮頸癌、子宮內膜癌

表12-7：與懷孕無關的異常陰道出血（一）

性行為後出血	・處女膜裂開 ・磨擦受傷 ・陰道外陰發炎後容易破皮 ・子宮肌瘤 ・子宮腺肌症 ・子宮內膜異位症 ・子宮發炎、骨盆腔炎 ・各種卵巢良性腫瘤 ・子宮頸癌、子宮內膜癌 ・子宮頸外翻、糜爛
下腹痛、解尿痛、頻尿	・膀胱炎（細菌感染） ・間質性膀胱炎（非細菌感染） ・各種骨盆腫瘤壓迫膀胱
腹股溝有硬塊 （往往是淋巴腺） 腫起來	・外陰感染、骨盆腔炎 ・性傳染病 ・各種惡性腫瘤的轉移
腹脹、腹痛、 噁心嘔吐、便秘、 體重下降、食慾不振	・骨盆腔炎 ・各種子宮卵巢輸卵管之惡性腫瘤 ・卵巢囊腫

表12-8：與懷孕無關的異常陰道出血（二）

診斷所需檢查

內診、子宮頸抹片或切片檢查、各種感染檢查、婦產科超音波、內科超音波、肛診、尿液糞便檢查、抽血、X光、腹腔鏡、子宮內膜切片、診斷或治療性的子宮內膜刮除術、電腦斷層等。首先要排除器質性疾病的可能性，尤其是先要排除有無懷孕，以排除懷孕造成之流產或子宮內外孕（沒有驗到懷孕就不擔心），再排除如子宮內膜肌瘤、子宮頸糜爛、子宮頸息肉、子宮頸癌、子宮內膜增生、流產、血液機能異常、甲狀腺異常、腎上腺異常等，當以上問題都不存在時，才能認定是子宮機能失調性出血。子宮頸抹片或切片可確定有無子宮頸癌；超音波及子宮鏡檢查可發現子宮內膜厚度，有無長瘤、息肉等；子宮內膜刮除術可知有無子宮內膜增生、子宮內膜癌；另外尚可抽血測甲狀腺荷爾蒙、排卵功能等。

處理

如果出血只是單一事件，只要確定沒有緊急或惡性的問題；往往觀察便可。

如果發現問題，感染需以治療，良性腫瘤與醫師商量是否手術；選擇觀察的人則務必定期追蹤，配合後面飲食習慣改變。

如果是子宮機能失調性出血（見本章後段說明），則會予以各種方式調經或觀察。想懷孕的人，或出血多、兩三個月以上沒好的人，應該積極處理。對於擔心長期亂經造成內膜病變的人，最好每月服用一週以上黃體素藥物，定期來經以免子宮內膜長期增厚導致病變，也就是預防性調經。

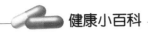
如何正確形容陰道分泌物、出血顏色或狀態

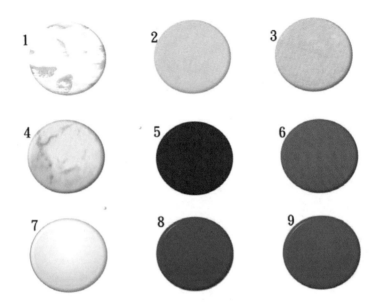

　　請記得要看陰道口擦拭起來的顏色，不是褲底上的顏色。陰道分泌物與血都會孳生更多細菌、黴菌使顏色變化。

1　乳酪狀、豆腐渣：如沒有異味而是搔癢，則往往是念珠菌（黴菌）感染。

2　淡黃褐色：細菌性感染，如很像膿，要小心淋病等性傳染病；有時則是很微量的出血混合所致，常見於月經末期最後。

3　黃綠色：如很像膿，要小心淋病、滴蟲等性傳染病，有結塊則往往是黴菌感染。

4　帶有血絲：排卵、子宮頸外翻都有可能。

5　咖啡色出血：表示出血時間集中而量少，見於月經中末期。

6　淡咖啡色出血：表示出血量少，但陸續持續發生，見於月經末期。

7　灰白色：如有異味常是厭氧菌發炎，沒有異味可能只是正常分泌物或輕微念珠菌炎。

8　紅色：正常量月經血的顏色鮮紅。

9　月經量多的顏色；如果只有不到一天有此顏色還可接受，太多天要小心經血過多，應至醫院檢查。

子宮功能失調性出血

確定異常出血來自子宮內部時，原因還可分為生理性及病理性。

· 病理性：子宮、卵巢發生實質問題。

· 生理性（子宮功能失調性出血）：10%有排卵，原因可參見「常見月經狀態異常」一欄；90%不排卵，易發生於青春期月經剛來2～3年，及快接近停經期，也就是排卵功能不穩定或開始老化時。這種情況經血量和以往不同，常混雜如少量、點狀出血，或忽然大量出血的形式，甚至看到剝落的內膜塊狀碎片、血塊等。

不排卵的子宮機能失調性出血，如果長期發生，因為缺乏正常的月經，內膜沒有適當地每個月完全剝落，久而久之便容易過度生長，變成子宮內膜增生或子宮內膜息肉，發生子宮內膜增生後，最後可能慢慢變成子宮內膜癌症。請見「引起經血多的疾病」子宮內膜增生或息肉。

不明原因經血過多

找不到結構性原因（可參見「引起經血多的問題」），但每次月經血量都很多或超過7天，甚至因血量過多造成貧血，稱為「不明原因經血過多」。

治療方針

A. 鐵劑：

改善貧血。有沒有貧血必須抽血才能真正知道，胖不胖和有沒有貧血，是兩碼子事。許多人以為胖的人不會貧血，實則胖女生往往經量多、易亂經，貧血的比例並不少。

B. NSAID類止痛藥：

月經來時服用可以減少經血量，也能改善經痛。

C. 抗血栓溶解藥物：

月經來時服用以降低血量，有血管栓塞史（靜脈炎、心臟栓塞、腦中風等）者不宜。

D. 荷爾蒙治療：

· 混合型口服避孕藥或黃體素避孕器、注射長效黃體素（想避孕可用來減少

經血量）。

- 口服黃體素：調經，適合不想懷孕的女性使用。
- 低量療得高：當前項都失敗時才選擇。
- 傳統之子宮內膜刮除術，並送病理化驗

E. 當前方式項都失敗，貧血惡化，可選擇從陰道用電燒圈破壞電燒子宮內膜，造成無經或經血減少。近年來還有其他方式如微波、雷射、熱水袋或熱水灌洗等。

F. 子宮切除術：最後一招，但手術本身風險大於其他方式。

經血過多、婦科腫瘤生活注意事項

- 月經來血時不飲用酒精性飲料。
- 月經來血時應於量多期間多側臥休息、少活動。
- 下腹悶痛時應多側臥休息少活動，降低子宮與骨盆充血。
- 不飲用四物湯、八珍湯、中將湯、十全大補湯、人參等補氣血藥方。
- 清淡少油脂（包括動物油或植物性油），可減少體內荷爾蒙生成。
- 補充維他命B，可幫荷爾蒙代謝。
- 多喝豆漿，可能降低體內不良荷爾蒙對經血量與腫瘤的刺激。

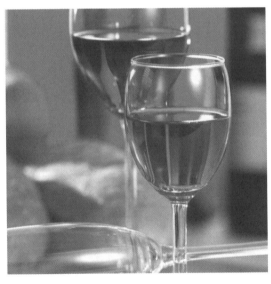

圖12-5：月經來時，由於分解酶的活動能力減低，酒精的代謝能力下降，如果大量飲酒，會加重肝臟的負擔，易喝醉和酒精中毒。同時，酒本身有擴張血管的功能，加速血液循環，月經量可能因為飲酒而增多。

乳房摸到腫塊

乳癌最重要的臨床表現是觸摸到乳房腫塊，但女性大部份的乳房腫塊均是良性，多半是乳腺腫脹或纖維化、纖維囊腫，乳癌並不多見，因此不必過於害怕。但如果腋下有硬塊、大小或形狀改變，乳頭有分泌物、腫塊兩側乳房不對稱，便要嚴加注意。此外，臺灣乳癌好發年齡約較歐美年輕約10歲，檢查出時通常已經是第二期，不算早期發現。

摸到任何乳房腫塊，仍需要分辨良性與惡性，應請教外科醫師，這並不是婦產科的專業。

得到乳癌的機會比例
- 體內女性荷爾蒙與雄性素偏高的人較易得到乳癌。
- 切除卵巢的女性機會降低75%，越年輕、瘦、未生產者獲益最大；切除兩個卵巢比一個獲益更多。
- 哺乳母親機會下降。
- 20歲前生產過的女性機會是沒生過或35歲後生第一胎的人的一半。
- 初經小於11歲比14歲後來初經者機會高了20%。
- 家族史：母親姐妹有罹乳癌者較易。

一生乳房檢查完整計劃
- 大於20歲：每月自我檢查。
- 20至29歲：每3年找乳房專科醫師（一般外科或乳房外科醫師）檢查。
- 大於30歲：每年接受乳房專科醫師檢查。
- 40至50歲：每年接受乳房專科醫師檢查，並做一次乳房攝影，之後以超音波及乳房攝影每年交替檢查（臺灣乳癌多發生40至50歲婦女）。
- 大於50歲：每年接受乳房專科醫師檢查與安排其他所需檢查，並做一次乳房攝影。（目前國家健康局提供50～69歲婦女，每2年以健保做一次乳房攝影，並要求醫院在約一個月後把報告寄給受檢者，而以上的檢查頻率則是大多數乳房外科醫師認為最理想的模式）

一般女性乳部有硬塊，90%是良性，萬一是早期乳癌，通常也不需將整個

乳房切除，因此自己摸到硬塊千萬勿驚慌。定期自我檢查、發現異樣即刻受檢，才能早期治療。摸到硬塊處理過程與疼痛相似，可參見Chapter10之「乳房疼痛怎麼辦」。

但如果摸到硬塊的感覺左右對稱，很可能只是腫脹的乳腺，至於乳房疼痛，反而往往和惡性問題無關。下面乳癌症狀其實大多是在嚴重時才出現，能夠在症狀出現之前定期檢查比較有意義。

 健康小百科

乳房自我檢查參考步驟

- 檢查時，記得使用「指腹」接觸按壓皮膚，而不是使用「指尖」。指尖接觸面積小，要感覺到是否有腫瘤存在不夠靈敏。
- 站在鏡前，兩手自然下垂，看看兩邊乳房是否有皮膚腫起、凹陷（若原本即乳頭下陷，倒不一定有問題）、皺皺的紅腫、潰瘍、脫皮、濕疹、凹陷、變粗、增厚、橘皮樣毛孔增大等？疼痛、結節、腫塊、腋下或鎖骨區淋巴結腫大？一旦發現上述情況，應立即就醫！
- 躺在床上，左手枕在頭後，用右手檢查左乳，檢查時，以併攏伸直之指腹觸摸，先輕壓、再重壓，以順時針方向由乳房外圈向內至乳頭下方，在每一鐘點方向按摩檢查共三圈。按摩的範圍，上到鎖骨、下到肋骨側邊。
- 換左手依同樣程序，檢查右乳。
- 洗澡時，坐或站在浴缸內，抹上沐浴乳使手感變滑。檢查右乳時，右手舉在頭後，左手手指伸直併攏，壓按乳房每一部分，檢查是否有硬塊。
- 用同樣方法，右手檢查左乳。
- 最後，用拇指食指，輕捏乳頭，看是否有異常分泌物。血樣分泌物，90%都只是乳暈下方良性的管內乳突瘤。

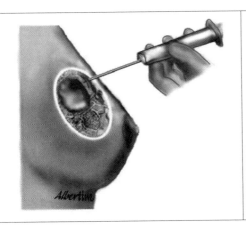

圖12-6：乳癌症狀

乳癌的症狀有：無痛性乳房腫塊；乳頭凹陷；乳頭異樣分泌物、帶血分泌物；乳房外型改變，局部凹陷或凸出；乳房皮膚有橘皮變化、紅腫或潰爛；腋下淋巴腺腫大。

現在早期發現乳房腫塊、囊腫問題時，除切除腫塊，醫師也可能先用細針抽吸，送病理化驗。

Chapter 13

白帶與陰道子宮頸感染

陰道感染不需過度緊張，但應積極治療

陰道感染的細菌，往往來自肛門，或是性行為男性泌尿生殖道所傳遞的，由於緊鄰尿道，陰道感染可能會引發尿路感染。引起陰道炎的致病菌很多，常見的致病菌包括念珠菌（屬於一種黴茵）、滴蟲、淋病雙球菌、披衣菌和厭氧細菌。

其中屬於性傳染病的包括淋病、披衣菌、滴蟲感染，必須性伴侶一起接受治療，才可能根治。而白色念珠球菌（簡稱念珠菌）則不算性病，但可能藉性交傳給男性。念珠菌是身體正常的菌種，存在鼻咽、口腔、腸胃道和皮膚，正常情況身體到處可見，可以與人和平相處。如果因為擔心感染常用清潔劑洗滌外陰，甚至灌洗陰道，反而會降低陰道內正常的酸性，使病菌容易孳生。

發炎可能與壓力有關

許多時候，陰道炎甚至於尿道炎一直復發，反應了個人的生活壓力應該改善的問題－忙碌使你壓力大、水喝太少、沒空解尿；壓力過大直接使免疫力下降；工作量太多使妳整天悶坐在辦公室、沒有起來通風臀部；壓力過大與忙碌使人失眠，間接導致免疫力下降！因此，許多女性的陰道炎會伴隨失眠、熬夜而起。

 健康小百科

陰道炎自我判斷法

陰道炎，自己可以簡單做初步判斷，但是不一定百分百準確。
- 白帶量少似豆腐渣，通常是念珠菌炎，有人很癢，有人沒感覺。
- 白帶帶魚腥味，且經前變嚴重，常是厭氧細菌感染。
- 如白帶量多色黃淺綠，奇癢無比併尿痛，小心滴蟲、淋病。

症狀

陰道炎的症狀有時相當不明顯，輕者只出現陰部搔癢，或引起疼痛、頻尿、外陰灼熱、陰道內搔癢異味、分泌物增加（白帶，不一定是白色的）等，有時容易和尿道炎混淆。

診斷

　　以上感染種類可以經由症狀、陰道內診所見、採集子宮頸或尿道內分泌物，做直接的分泌物抹片分析、細菌培養、淋病雙球菌培養、分泌物染色、抗原檢測等來診斷。

表13-1：常見陰道炎

感染種類	外陰	陰道	發作原因
念珠菌	有時會發生皮膚感染導致嚴重紅腫搔癢、濕疹、性行為會疼痛；10～20%的人沒有症狀。	白色或黃色乳塊狀分泌物黏在陰道壁內，分泌物比較不會流到外陰，因此自己不覺得分泌物很多。	抵抗力下降、衣褲潮濕悶熱、長期服用抗生素或避孕藥、糖尿病、懷孕，殺不光但也無大害的菌。
厭氧細菌	搔癢輕度或無，分泌物沾在外陰部；一半的人沒有症狀。	很多白色均勻的分泌物，有時帶泡沫狀，有魚腥味。	使陰道變鹼性的狀況，包括性行為後、排卵後到月經來前、游泳泡澡溫泉。
滴蟲	外陰發紅、嚴重搔癢、解尿痛、下腹痛；10～50%的人沒有症狀是性傳染病。	70%的人分泌物增加很多，10～30%呈現惡臭與暗黃色泡沫狀。	性行為傳染；子宮頸有紅點。
淋病與披衣菌	80%無自覺症狀或只有輕微症狀；解尿疼痛是性傳染病。	不正常的分泌物可能像水或許像膿，症狀可能在性行為後1～3週出現	造成不孕、骨盆腔炎；常常一起感染；性伴侶應同時治療；肛交者會造成急性直腸炎，口交者會造成急性咽喉炎。

性傳染病症狀

應該警覺就醫的陰道炎症狀有：

- 分泌物突然增加且味道不好。
- 外陰腫塊。
- 外陰潰瘍。
- 解尿疼痛。
- 下腹痛。
- 性伴侶被其醫師告知有尿道炎或副睪炎、任何性傳染病。
- 性伴侶發生尿道口異常分泌物、外陰潰瘍、解尿疼痛。

以上狀況即使妳都有帶保險套，或是沒有不舒服，都應就醫，早期發現可以避免變成嚴重的骨盆腔炎，造成生殖器官永遠的後遺症，如不孕、骨盆黏連、慢性下腹痛。婦女若感染披衣菌，會破壞子宮及輸卵管，導致不孕、子宮外孕。感染披衣菌約20%會發生骨盆腔發炎，約4%會產生慢性骨盆腔疼痛，3%會不孕，2%會有子宮外孕。

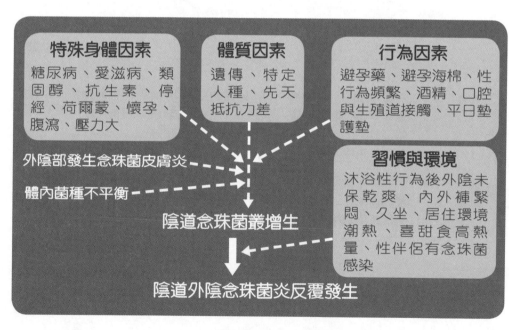

表13-2：反覆念珠菌炎的原因

治療

陰道塞劑、口服藥物、陰部藥膏；性伴侶視狀況也應同時治療。

平日保養預防

保持乾爽應該勤換底褲，而不是勤換衛生護墊，衛生護墊一定增加陰部的潮濕與溫度，並且收集了分泌物在其上養細菌，增加感染、濕疹、搔癢機會，也惡化原本的感染。如果妳臨時非墊不可，折一張衛生紙墊都比較透氣些。

- 陰部與肛門的沖洗，每日除洗澡時，最好包括下班或外出後（除去在外上廁所噴沾到的細菌）、排大便後、性行為前後。
- 陰部與肛門的沖洗宜用蓮蓬頭由前往後沖，免治馬桶未必好，因不易調整沖洗方向。
- 不應沖洗陰道內，會把好菌也沖走破壞陰道平衡，反而增加感染。
- 使用有殺菌成分的外陰洗劑，反而增加感染機會。
- 使用有洗淨殺菌成分的外陰洗劑，反而增加搔癢疼痛。
- 大便後，使用肥皂清洗的地方只限於肛門口；肥皂一點點便可洗，肛門有痔瘡或皮垂更要洗淨皺摺。
- 不必使用肥皂清洗外陰，清水最佳。
- 洗後如在家中不必馬上穿底褲，用毛巾壓乾，走一走讓外陰自然風乾，再穿底褲，可免濕熱引起濕癢不適。
- 多吃含嗜酸性乳酸桿菌（Lactobacillus Acidophilus）的食品或補充劑，有助增加陰道重要的好菌乳酸桿菌，預防細菌性感染，甚至黴菌感染；一天約需1～2億的菌數、或約230cc優酪乳。

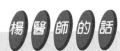

楊 醫 師 的 話

保養外陰：
- 涼爽、乾燥是不二法門！
- 衛生護墊是保護妳的底褲，不是保護妳的屁股！

子宮頸發炎、外翻、糜爛

下列問題往往是一系列的變化：陰道長期發炎、子宮頸發炎、外翻、糜爛。這些是醫師以眼睛看到的子宮頸變化，並不是癌症，也往往不會有太大的不舒服，最多是出現後述症狀，因此千萬勿因此感到壓力。重要的是，要以抹片甚至陰道鏡切片排除癌變，懷疑性病感染要找出原因予以治療。嚴重者會影響抹片品質，或進展到子宮頸發炎。

單純的外翻還與荷爾蒙有關，包括青春期、懷孕、使用荷爾蒙藥物等。

子宮頸炎

陰道炎久未治療，會引起子宮頸炎，也就是細菌在子宮頸孳生。急性子宮頸炎時會有許多黃綠色或深黃色分泌物自子宮頸排出。慢性子宮頸炎則可能有稠黏的白帶，但未必量很多，但是可能會造成不孕。自己雖然分辨不出分泌物是來自陰道或子宮頸，但子宮頸炎可能會有小腹痠痛的感覺，尤甚發炎範圍擴大時，會造成下腹痛、腰痛、頻尿、解尿障礙等不適。

子宮頸外翻

久而久之會刺激子宮頸紅色的腺體增生，形成所謂的子宮頸「外翻」，這些外翻的腺體往往不斷分泌許多透明的黏液，讓女性覺得整個月經週期外陰都濕濕的。

子宮頸糜爛

當病菌在子宮頸外翻處大量增生，會產生許多不乾淨的分泌物，此時被稱為子宮頸糜爛。如果不治療容易影響抹片品質（發炎細胞太多）、性行為後出血、子宮感染發炎。

以上狀況最重要的是要子宮頸抹片或切片正常，因為肉眼不易區分是否有癌變；其次則應治療發炎。平日保養預防，有陰道發炎要積極治療。

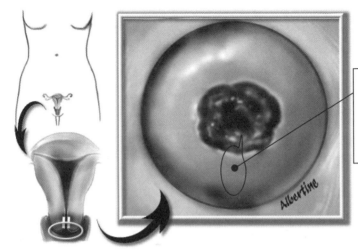

糜爛時腺體會有黃色或綠色的分泌物，代表有被感染。

Albertine

圖13-1：子宮頸病變

- 子宮頸外翻：子宮頸白色區域的轉型區（左圖圓圈處）腺體變得向陰道方向增生，則在內診中會看到子宮頸變得紅紅的，充滿腺體、血管，與其分泌的透明黏液。
- 子宮頸糜爛：樣子與外翻相去不遠，只是上面的黏液呈現感染細菌導致的黃、綠色。

骨盆腔發炎

如果病菌自子宮頸炎繼續往上蔓延，便會感染子宮造成子宮內膜炎，繼而感染輸卵管和卵巢，甚至造成廣泛的骨盆腔炎，也就是卵巢、輸卵管、子宮一起發炎，以及腹膜炎。

症狀除了陰道炎導致的分泌物，還會發生下腹痛、發燒等，致病菌以淋病、披衣菌和厭氧細菌最常見。長期的影響是造成不孕、反覆發炎、慢性下腹痛、性交疼痛，甚至因骨盆膿瘍需開刀切除化膿的卵巢、子宮等。

生活飲食注意事項

正常陰道及子宮頸均有正常菌落，使陰道成酸性防止發炎。吃了過多抗生素、生病、抵抗力不佳等，都會降低局部免疫力，影響正常細菌的平衡，使病菌有機會進入子宮，造成輸卵管炎或骨盆腔炎症。

易得骨盆腔發炎的狀況有：性生活複雜、裝置子宮內避孕器、過去曾發生過骨盆腔發炎、施行人工流產手術、習慣陰道灌洗者、抽菸、健康狀態不佳等。

因此，發病的人除了以抗生素治療，也應該避免菸酒、要睡飽、不熬夜、避免月經期間行房、避免多重性伴侶、性行為必使用保險套（至少使用陰道隔膜或子宮帽），並考慮取出避孕器。發病期間，不可以吃含酒精食物，不吃補氣血與婦女的中藥，以免加重病情。

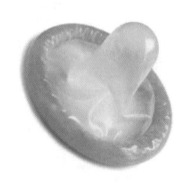

圖13-2：確實執行安全的性行為，使用保險套，可有效的保護自己，減低骨盆腔發炎的發生率。

怎麼塞陰道塞劑？

陰道塞劑大多是為了治療陰道發炎，或子宮頸發炎，把抗生素或消毒藥水做成藥片、子彈型的栓劑等，使藥物能在陰道內溶化吸收，發生效果。此外有些口服的荷爾蒙藥物也可以用在陰道。

　　塞劑經過一晚，隔天大多已溶化，也有人溶得慢些，溶出的物質因藥物不同有時為粉末狀，或是水狀、油油的。有子宮頸外翻、糜爛的人，可能會因藥片與子宮頸摩擦而發生少量出血，沒有關係。也有人子宮頸比較敏感，塞藥後不久會感到小腹痠痛，一會兒便會消失，如不舒服吃一點止痛藥即可。

・為了讓塞的過程不要又引入新的細菌，最好在「洗完澡後」再塞。

・為了讓塞入的藥物可以停留在陰道久一點，最佳使用時機通常是「睡覺前」。

・為了讓藥水能充滿陰道藥片不易滑落，塞得「越深越好」，放入陰道內再以食指推入約一指深，直到手指感覺不到藥的存在。推的過程如果感覺已經通過陰道內的硬骨頭，便可使藥物停留在比較深的陰道穹窿，不會因起身活動或解尿就滑出。

　　月經期間使用陰道塞劑意義不大，藥水很快便會隨月經排走，但一旦血量很少就趕緊恢復塞藥。使用當中儘量不要墊小護墊，反而增加細菌在墊上孳生的機會，如一定要墊也應勤於更換。

　　一般成年女性，即使不曾有性行為，處女膜的開口多可容納陰道藥片塞入，不過技術不佳時自己還是可能弄傷處女膜，所以大多不考慮使用。

性傳染病

因性行為而感染的疾病稱為性傳染病，也就是俗稱的性病。傳統上指梅毒、淋病、軟性下疳，腹股溝淋巴肉芽瘤，現在又多了愛滋病、披衣菌感染、尖形濕疣（菜花）、陰部泡疹、非淋病性尿道炎、陰蝨、A或B型肝炎、成人T細胞血癌等。

自己可以看得到，長在外部的性病圖示，請參見Chapter9之「外陰部摸到腫塊」。

良好的性行為衛生便可預防一切

1.性行為衛生不良（事先事後不清潔、不戴保險套、多重性伴侶）的後果：

· 導致骨盆炎、子宮外孕、不孕。
· 被傳染愛滋病、B、C型肝炎（未來會有肝硬化）等無法治癒的疾病。
· 增加病菌到體內的機會與數量。
· 增加子宮頸癌的機會。
· 懷孕早產、早期破水、胎死腹中，胎兒或新生兒感染、產後子宮感染。
· 不慎懷孕。

2.良好性行為的衛生清潔習慣：

· 行房前男生清洗陰莖、肛門口；女生清洗外陰、會陰、肛門口。
· 行房時務必從頭到尾使用保險套——除非想懷孕、不怕避孕失敗才能不戴；即使在吃避孕藥也不必告知男友，尤其是並非固定長期交往或妳覺得性生活複雜的對象。
· 行房後務必解尿保護尿道，沖洗外陰、會陰、肛門口，完全風乾再穿底褲；如果可以習慣，光屁股睡覺也無妨。

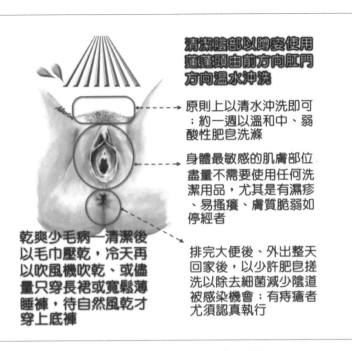

清潔陰部以蹲姿使用蓮蓬頭由前方向肛門方向溫水沖洗

原則上以清水沖洗即可：約一週以溫和中、弱酸性肥皂洗滌

身體最敏感的肌膚部位盡量不需要使用任何洗潔用品，尤其是有濕疹、易搔癢、膚質脆弱如停經者

乾爽少毛病－清潔後以毛巾壓乾，冷天再以吹風機吹乾、或盡量只穿長裙或寬鬆薄睡褲，待自然風乾才穿上底褲

排完大便後、外出整天回家後，以少許肥皂搓洗以除去細菌減少陰道被感染機會；有痔瘡者尤須認真執行

圖13-3：女性下體良好的清潔習慣

妳應該瞭解的性病常識

罹患性病的徵兆許多時候並不明顯，因此，提高警覺或是多加注意求診很重要，否則容易延誤治療。

- 病徵不明顯：大多性病的病徵非常輕微，尤其是女性，不知不覺生殖器官便會受到破壞。

- 買一送一：性病常常買一送一，甚至買一送多，也就是會傳染性病給妳的那個人，身上可能不只帶有一種性病，這往往是因其性生活複雜，當初也是被性生活複雜的人傳染。當妳被傳染得到一

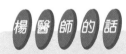

楊 醫 師 的 話

什麼現象要小心性病可能上身呢？

- 肛門或生殖道附近長瘡、疹、贅瘤、奇怪的分泌物、腫脹、紅痛。
- 解尿疼痛。
- 奇怪的經期外出血。
- 骨盆痛。
- 口腔長瘡（愛滋病）。
- 淋巴腫脹或感冒歷久不癒（愛滋病）。

種性病時，被同時傳到其他種性病的可能性會大為增加，一定要加做其他檢驗。

- 後遺症多：沒有性病不帶來危害。性病不治療的後遺症可能很大，包括不孕、男性陽萎、泌尿功能異常、骨盆黏連、骨盆腔炎化膿、敗血症、淋病關節炎、子宮頸癌症，甚至外陰陰道癌，陰莖或肛門癌。梅毒與愛滋病則可能會致死。
- 感染方式：目前不認為性病會經握手擁抱、公共馬桶、共用餐盤、公共電話、蟲咬等得到，它主要還是陰道性交、肛交、口交所致，少數則為母親傳給胎兒，其他還有的傳染特例是：（1）口腔泡疹在發作時還是會經親吻傳遞；（2）B型肝炎、梅毒與愛滋病會經輸血、共用針頭等血對血的接觸傳染。
- 無法終身免疫：除了B肝，一旦得病產生抗體會終身免疫，其他上述的性病得過治好，都還是會有再被傳染的風險，無法終身免疫，至於愛滋、疱疹則不會痊癒。
- 雙方都要治療：伴侶如果沒有同時治療，兩個人只要繼續發生性行為必然還會繼續被傳染。因此如果還會發生性行為，務必等到兩人的醫生都說已經治癒。

懷疑自己有性病時

- 越早治療越能降低對身體的傷害。
- 診斷的方式包括：（1）抽血；（2）內診採集傷口、陰道、子宮頸、尿道口、肛門等黏液，做細菌培養或其他測試；（3）驗尿。
- 要通知並督促性伴侶去治療。
- 一定要等醫師宣布完全治癒沒有

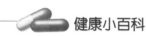 健康小百科

降低性病傳染機會的方法

- 每次性行為都要戴乳膠做的保險套。
- 性行為從頭到尾都戴，射精後陰莖迅速離開陰道。
- 單一性伴侶，性伴侶越多得到機會越高。
- 先瞭解妳剛認識的性伴侶：以前他有幾個性伴侶？他有用保險套的習慣嗎？以前得過性病嗎？有治癒嗎？
- 如果性伴侶出現上欄的現象，懷疑有性病時，在就醫前不可以與他發生性行為；萬一已經發生性行為，自己也要就醫。

復發現象，才能恢復性行為。

· 治療期間當然也不可與其他未感染的人發生性行為，以免傳給他人，並不是有戴保險套便沒有關係。

· 千萬別自己到藥房買藥或拿舊藥來吃，有的性病如淋病很容易有抗藥性。

· 不可以自己分藥給朋友吃，除非有醫師幫妳開藥。

應該要告知性伴侶

· 除非妳從來沒有其他性伴侶，或已經多年沒有其他性伴侶，要弄清楚是誰先得到然後傳給誰往往很難，有的感染會潛藏體內多年不發作。

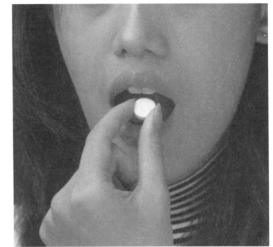

圖13-4：當妳懷疑自己染上性病時，應立即就醫檢查治療，對症下藥，切勿自行服藥隱瞞病情，延誤了最佳治療時間。

· 雖然憤怒、懊惱或感到丟臉，還是應該儘量以平和的語氣告知性伴侶去治療，才能防止性病擴散。就算兩人沒有繼續交往，也不致讓對方害了別人。

· 告知的方式儘量不要讓對方得到任何紀錄，如寄信等，以免對方意圖不良，未來發生危及自己隱私的事。

· 要百分百確定性伴侶有去就診，最好陪同前往。

· 不打算懷孕時，永遠使用乳膠製保險套才是安全的方式，因為如果伴侶沒有完全治療，再傳回來的機會很大！

靜悄悄的性病——討厭的「披衣菌」

披衣菌也是性病，但許多人不知它的威力。事實上，它是美國最常見的性病，在臺灣，不孕患者中有十分之一有此疾病，一般人大約3%，性伴侶越多感染機會越大。

已經證實感染淋病的人，有六成同時也感染披衣菌。傳染的方式包括陰道性交、口交、肛交均會。

它的可怕在於男性得病可能會解尿痛、尿道口有黏液跑出、睪丸脹痛，但約一半男性無症狀，不會去找泌尿科治療，久了也造成男性不孕；男女被感染後如果有症狀，約在1～3週後發生。

而女性得病後，披衣菌從子宮頸往子宮、骨盆內感染，症狀只是陰道分泌物增多、有時小腹悶痛、小便灼熱等，往往無法與其他普通陰道炎、經前腹痛區分，約75～80%的人甚至沒有症狀，因此往往延誤就醫，等到併發了骨盆腔炎、不孕，往往已經默默破壞了輸卵管，造成輸卵管不通；就算懷孕，它會增加子宮外孕機會，以及懷孕本身的風險——流產、早產、死胎、感染新生兒眼睛。偶爾因為口交感染成為咽喉炎、肛交感染造成直腸發炎疼痛。

引起這種感染的病原體屬於衣原菌，也就是引起砂眼的那種砂眼披衣菌，一種類似細菌的細胞內寄生生物（細菌不必寄生細胞內便可以活）。它的感染行為比較像細菌，不是得到治療好後就可以終身免疫，一不小心，再次感染是很有可能的。

診斷披衣菌的方法包括：

- 細胞培養——技術難、靈敏度差，少用。
- 測血中抗體（IgG、IgM）——不夠準確，無法辨別感染部位是眼睛、尿道，還是子宮頸？僅供參考；治好後指數不會下降。
- 聚合酶連鎖反應技術——採子宮頸分泌物，測披衣菌核酸，準確率95%以上。

如果妳是性生活活躍的女性，不管得過沒有，美國衛生機構都建議每年做一次披衣菌的檢驗，以期早期治療。其實只要早點診斷，它的治療很簡單有效，大多以四環黴素類藥物一週以上，或新型紅黴素單劑治療；孕婦則用不傷胎兒的紅黴素治療。

生殖器疱疹

由單純疱疹病毒HSV造成的生殖道感染，也是性傳染病，病毒有兩型，都會產生疼痛性小水泡。第一型的第一次初感染，多發生在小於5歲的孩子，在口腔嘴角附近，成人約70%～90%得過。

現在因生殖道疱疹第一型或第二型都有可能，初感染多發生於成人，經性行為傳染，可在男性陰莖、陰囊，女性陰唇、子宮頸、會陰，甚至肛門附近長一群赤熱癢痛的小水泡，成人約20%得過第二型，第二型也被懷疑是刺激女性子宮頸癌發生的危險因子。初感染潛伏期約一星期，水泡內有病毒，多是數個群聚在一起，7～10天便可自癒，水泡結痂乾後仍有感染性。萬一不幸連帶細菌性感染則會拖延較久，須以抗生素治療。（見《圖12-4》）

初感染痊癒後，病毒會躲在皮膚上皮神經節內，在患者感冒、勞累、月經等免疫力下降時復發。復發型疱疹則症狀較輕，水泡較不明顯，有時甚至不長水泡，也比較不痛，主要是搔癢，但水泡還是有傳染性。孕婦生產時若疱疹發作，可能會傳染給新生兒造成致命腦炎，應改剖腹生產較安全。

帶狀疱疹不是疱疹

兩種都是由同一病毒造成，但帶狀疱疹原發於小孩的水痘，藉飛沫傳染，痊癒後病毒躲在神經節裡，當免疫力低時再復發，水泡會延著整條神經相關的皮膚長出，形成帶狀，台語俗稱「生蛇」。

疱疹診斷

- 從水泡的部位和特徵多已經可以判斷。
- 抽血測抗體：只是輔助參考。

疱疹治療

- 感染後無法真正痊癒，病毒會躲在皮膚中，在免疫力下降時復發，很少嚴重到傷身。
- 止痛。抗病毒藥膏可減輕疼痛加速痊癒，但效果有限，對復發型效果不彰。
- 預防水泡破皮後的傷口感染，保持清潔乾燥、塗抹抗生素軟膏。

是不是醫師說有菜花就一定有菜花？

尖形濕疣俗稱菜花，是酷似「花菜」的乳頭狀小腫瘤，其致病菌是「人類乳頭瘤病毒」（HPV，Human Papilloma Virus）。HPV有多種亞型，在身體的感染部位也不同，引起「菜花」的是第1、2、6、11、16、18型，是常見的性傳染病。

尖形濕疣的大小約0.1公分到數公分，往往同時長數個突起，位於外陰（陰唇、陰道口）、陰道壁、會陰，也可能長在肛門周圍、子宮頸上。分布並不左右對稱，有大有小，幾乎不痛、不癢、沒有不舒服的症狀。

常見的傳染途徑是性行為，包括一般的正常性交、口交及肛交。由於男性多長在陰莖冠狀溝、陰莖繫帶、龜頭和包皮上，偶爾長在尿道或陰莖，因此，女性很難查覺性伴侶是否有尖形濕疣，甚至男性本身也不清楚。還有男性沒有病發出來，只是具感染力的帶原者，潛伏期1～6個月。運氣不好或抵抗力較差的女性，可能一次便被感染。

總之，沒有戴保險套被傳染的機會非常高，但有戴保險套還要記得不要沾到性伴侶的分泌物，不然一樣可能被傳染。

診斷是靠病灶的外觀，以及切片做病理化驗。

治療包括點藥、電燒、冷凍、雷射、外科切除、塗抹藥膏，都很簡單，但因復發率很高，常需多次治療。

但是我也常會遇到不少不是菜花卻被誤診的案例！這最大的問題當然是引起對女性與兩性關係的傷害，因此，每當要診斷菜花時，我一定會取檢體做病理化驗，好讓女性能百分百確定、面對問題，而不致疑雲滿天；其實，醫師當久，只要有在注意很難分辨不清楚。

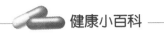

到底是不是菜花？

前庭乳突瘤狀增生 （Vestibular Papillomatosis）	尖形濕疣 （Condyloma acuminata）
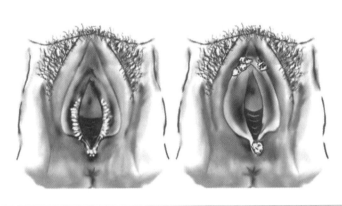	
黏膜生長的正常變化，每個人程度不一樣	性傳染病
非HPV感染所致，而是體質問題	HPV感染所致
一定長在小陰唇內側、處女膜、尿道口	陰唇、尿道口、陰道口、會陰、肛門都會長
呈叢狀、線狀的左右對稱性分布、大小均勻對稱、表面光滑、0.5公分不到像手指狀的突起，質地堅韌無法以器械直接摘取	大小位置都不對稱、突起處往往比根部大，表面是鬃狀或菜花狀，質地往往脆軟，甚至可輕易以器械直接摘取，也有人自己摳除（這無法根治）
病理切片只見上皮乳突狀增生，無挖空細胞	病理切片有典型尖形濕疣的挖空細胞（koilocytes）
往往比較癢，陰道發炎時更癢	一般感覺不明顯
塗抹濕疣藥水後一樣會再長回來	塗抹濕疣藥水後很快會消失

需不需要做HPV病毒檢測？

HPV即「人類乳突瘤病毒」，是經由性行為（陰道性交、口交或是肛交）傳染，保險套可以預防大多數感染，但並非100%，接吻或與患者性器官傷口接觸也可能被感染。HPV會導致子宮頸上皮細胞變異，是子宮頸癌的主要原兇，也會形成菜花。非性行為傳染的HPV則會引起一些皮膚疣，少數引起男女性的皮膚癌。大多得到HPV感染者1～2年便會自癒，產生抗體且不曾發病。

除下述疫苗，目前還有更多價（一次對付更多種的HPV）的疫苗發展中。部分先進國家已把研究最多的Gardasil列為免費，為青少女施打的疫苗。

病毒種類繁多

HPV是病毒，可分為許多型，各型HPV對人體傷害不盡相同。目前發現的至少有200型以上，其中40型會感染女性生殖器官。

感染女性生殖器官的HPV有15型與子宮頸癌有關，又分為高危險型（致癌危險高）及低危險型（致癌危險低）。其中高危險型第16、18型為常見，約占7成。其他如52、58、31、33型則約占3成。低危險型，則可能引起尖型濕疣（菜花）、輕度子宮頸病變。臺灣引起嚴重癌前病變的病毒為52、58、16、18，四型為主。

感染HPV不見得會有癌變

感染HPV大多可以被身體清除。幾乎所有子宮頸癌都是HPV持續感染所引起，有性生活的女性一生中約70～80%會遭到HPV感染生殖器官。HPV感染並不代表就會罹患子宮頸癌，感染HPV後往往要好多年才會變化成子宮頸癌；單感染HPV，往往還加上免疫力功能不夠健全，才讓身體無法清除異常的癌前病變細胞！

有一陣子臺灣到處都在做子宮頸HPV檢驗，然而，雖然台灣婦女感染率初步調查約15%，90%的人二、三年後都可以依賴正常的免疫力自己清除病毒，因此，檢查到HPV陽性，只能說如果無法消除病毒未來得到子宮頸癌機會會增加。然而，這叫做「機會增加」，並不代表妳得到子宮頸癌。

誰適合做HPV檢測？

如果妳是個知道感染便會心情很差的人，做HPV檢驗不見得有任何正面幫忙；煩惱是會影響免疫力的，對於妳的病毒自清能力反而有害，不如乖乖每年抹片檢查是否罹癌比較有幫助，早期發現都不是大問題。

目前並不建議把子宮頸HPV檢驗當作篩檢的一部分，但有兩個狀況，做HPV檢驗或許可以給病人有意義的答覆——

- 當妳的抹片結果是「不典型鱗狀上皮細胞」ASCUS時：如果HPV檢驗顯示陰性，便表示這種ASCUS應該只是普通感染，不會進行到癌症。
- 當妳的抹片結果是「低度子宮頸癌前病變」時：如果HPV檢驗顯示感染到的是低危險性的病毒，而不是高危險性的病毒，則妳的病變往癌症發展的機會很低，極可能會自行消失。

至於抹片做到「高度子宮頸癌前病變」、「癌症」的人，幾乎都是被高危險性的病毒長期感染所致，沒有必要再做HPV檢驗，因為不影響治療的方式或預後。

表13-3：HPV疫苗種類

Gardasil（嘉喜）	Cervarix（美適康）
• 針對四種HPV（第6、11、16及18型），對60～70% 子宮頸癌、90% 生殖器菜花，預防作用達5年以上。 • 衛生署核准2006年底上市，針對9～26歲女性（26歲以上需經醫師警示使用）。	• 針對第16、18、31、45之子宮頸癌高危險性的HPV種類 • 效用可能超過4年，注射後能防止60%病毒感染（不是100%）。
已針對9～26歲婦女研究完畢，26歲以上研究中	目前針對26～55歲婦女研究
• 預估需在第0、2、6個月時注射3劑，注射完畢方有持續抵抗力。 • 從病毒製作疫苗，打入疫苗會刺激組織產生抗體，抑制體內病毒，理論上甚至可以攻擊癌前病變的細胞，但這點還未能研究確定。 • 5年後是否需要追加，須待進一步追蹤研究，目前對HPV疫苗所知有限。 • 可能出現發燒、施打部位疼痛、可能對疫苗過敏。 • 已懷孕、計畫懷孕婦女，不建議接種，應間隔最後一劑至少滿一個月才懷孕。 • 目前發現已經感染過HPV病毒的人施打，抗體濃度增加了16～26倍，因此，性行為活躍期的婦女，接種疫苗亦應有一定保護效果。	

子宮頸癌疫苗

目前HPV疫苗已經研發成功，人體實驗也進行到一定階段，對於已經30歲的女性，需完全不曾被感染，保護的效果才會好。未來的期待是男女都施打疫苗，才能真正保護女性不被男性傳染。

已知疫苗有兩種：（1）四價疫苗Gardasil，針對四種高危險性的HPV（第6、11、16、及18型），對於有子宮頸癌、生殖器疣，以及持續感染四種HPV的人，預防作用達五年。其中第6、11造成生殖器疣（菜花），16及18則占臺灣女性子宮頸癌元凶的一半以上。（2）疫苗Cervarix，是針對第16、18兩種最高危險性的HPV種類，效用可能超過4年，注射後能防止60%病毒感染，不是100%，還未通過人體試驗。

臺灣現在引進了Gardasil疫苗，由於研究進行對象尚未擴及30歲以上女性，目前只正式開放給9～26歲女性施打，對於26歲以上的施打研究正在進

問	答
9～12歲就打疫苗？	請與醫師商量（目前臺灣性行為年齡發生在12歲前尚不多，許多醫師認為不需要這麼早打，或許青春期後約13歲後打即可，但家長仍應視自家狀況決定）。
懷孕中或準備懷孕、未避孕者	不建議施打（國外研究打完一個月內受孕，可能稍增加胎兒畸形比例）。
施打期間不慎懷孕	不建議終止懷孕，懷孕級數屬於B級（人體臨床試驗顯示，孕婦使用沒有危險性，但最好認真避孕免生驚慌）。
施打可預防成效如何？	預期降低65～70%子宮頸癌危險，降低50%癌前病變危險，降低90%生殖器疣（菜花）。
施打後還要做抹片否？	因為不是百分百預防，還有其他種類的HPV會致癌，開始有性行為後，仍應定期做抹片檢查。
已經發生子宮頸癌、癌前病變，還需施打嗎？	目前不認為疫苗具有療效，故不建議施打。但或有預防尚未得病過的HPV之效。
已知被其他HPV病毒感染	本疫苗無法預防此四型之外HPV病毒造成的感染與癌變。

行，但可經醫師解說後開放施打。其重點在於，發生性行為之前施打效果最佳。P.246相關資訊是婦產科學會提供的資料。

如果妳是認真執行抹片檢查的人，往往都能早期發現癌前病變，最多經由陰道子宮頸圓錐切除術便可根治，因此就算不符合施打條件，也不需要沮喪或驚慌。此外，筆者也提醒容易對藥物過敏的人，先等一段時間觀察臺灣普遍反應後再考慮施打。

保險套防HPV並非百分百保險

使用保險套可以預防許多性傳染病，但卻無法完全預防HPV的傳染，而是降低了70～80%的感染。原因是HPV所在的位置保險套並不能完全都蓋住，如男性陰囊、女性外陰，都還可能存在HPV病毒。

因此，自己性生活單純、與性生活單純的人交往，都是自保之道。

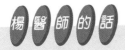
楊醫師的話

當他給了妳HPV

愛一個人，就得接受他的過去，包括愚昧與過去的情史，以及所有性病傳染史。

事實是，當與每一個新的對象發生性接觸時，我們都在與此人過去的性對象一起發生某種遠距離的性交往，男女老幼不拘，輕重程度未知。某位她給他的，他又送來給妳；而她給他的，往往也來自另一個他。撇開劈腿導致的性病傳染不提，這種緩慢的、前後任的傳遞現象，最典型的代表便是與子宮頸癌息息相關的「人類乳突狀病毒」（Human Papilloma Virus）──HPV了。它住在一個人身上，短則數年自清，長則更久或誘發癌變，然而這個感染周轉的速度，有時遠不如許多人愛情與性對象的更迭。

流行病學早就告訴我們，前妻有子宮頸癌的男人，未來老婆得到子宮頸癌的機會也比較高，原因是他把引發子宮頸癌的病毒傳了過來。自從人類乳突狀病毒HPV的檢測出現以後，除了已知的各種性病，女性彷彿又得到一個懷疑對方忠誠度的理由。

　　HPV有100多型，有的造成菜花，有的形成皮膚上無傷大雅的疣；對女性健康而言，其中約30種與生殖道有關，有的只會刺激子宮頸癌前病變（稱為低危險的HPV），大約10種則未來會造成子宮頸癌（稱為高危險的HPV）。

　　然而男性只負責傳播HPV，病毒住在陰莖，尤其是龜頭上，少數於生殖器官其他的皮膚黏膜或肛門，幸而男性因此得到陰莖癌、肛門癌的機會很低很低，不幸的是，就因為甚至感染菜花型HPV男性也未必發病或發得不明顯，使泰半男人完全不知自己是HPV散播者。保險套能避免掉大多數的傳染，但擋不到非陰莖的部位。

　　至於妳的男人是否是HPV帶原者？不幸，目前尚無檢測男性的方式，這也使得許多門診被檢查到帶有HPV的女性，有的淚往肚裡吞、有的得到性行為恐懼症，也有人竟被男伴指為：「泌尿科醫師說我沒問題，一定是妳另有其人！」他未必缺德，只是完全無從得知問題所在。

　　就這點而言，我真遺憾沒有遇過願意為了女性清白，幫忙教育自己病患的泌尿科醫師，使得「HPV哪裡來」這個問題，變成男女之間感情互信上永遠的羅生門與缺憾。

　　大多女性被傳染也只是帶著病毒，HPV感染其實並沒有真正的100%根治，許多時候依賴的是良好的免疫系統幫妳清除病毒與產生變化的細胞，90%的女性兩年內會自己用免疫力清除病毒。

　　所以，降低性對象的數目、儘量完全使用保險套（即使吃避孕藥或其他方式避孕）可以讓妳得到HPV的機會下降，或至少種類、數量降低，減少罹癌菜花的機會。

　　至於已經知道感染的女生，別太憂心，乖乖定期抹片檢查可以早期發現子宮頸病變，早期發現時，子宮頸零期以內癌症是可以近於完全治癒，也可以保留住子宮的。保持愉快心情儘量舒壓、多吃十字花科蔬菜與含β胡蘿蔔素蔬果、適度運動、不熬夜、每天吃顆綜合維他命，許多最輕微的癌前病變可以被妳的免疫細胞成功清除。要相信自己，不要被小小的病毒打敗人生。

子宮頸抹片

認真做抹片是對付子宮頸癌最有效的方式，尤其是經過長時間的性行為的女性，即使打了疫苗保護，效果並不如年輕人與未曾性行為過的人高。但如認真做抹片，早期發現癌前病變，是幾乎都可以治癒的，並不是可怕的癌症。子宮頸癌之所以不能早期發現，往往都是因為沒有定期檢查，少數則是沒有找婦產科專科醫師，做標準程序抹片之故。

抹片的對象

　　真正知道是否得子宮頸癌的方式，還是靠子宮頸抹片！子宮頸癌好發於20歲前就發生性行為、多重性伴侶、感染HPV、感染愛滋病毒、抽煙的女性。所以衛生署多年來持續呼籲「女性定期抹片檢查」，但是由於健保提供的免費對象為「30歲以上」女性，造成許多女性誤解「30歲後才需要做抹片」。

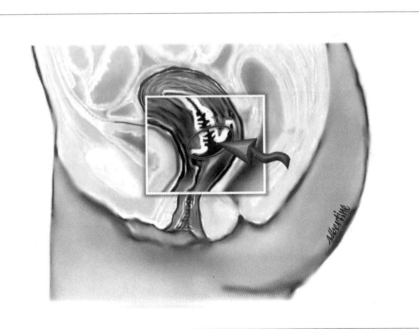

圖13-5：箭頭所指是轉形區，也是病變好發的部位，抹片一定要做到這裏才不會漏失。

其實，健康保險提供的檢查標準，是考量經濟效益之後做的決定。因為臺灣在30歲後的罹病率增加許多，所以健保定於30歲，但是我們也曾遇見20歲出頭的子宮頸癌患者，20、30多歲的癌前病變患者更是不少。最新的建議是發生性行為後三年內一定要做第一次的抹片，接下來每年一次。因此，重點在於妳是否已有性行為，尤其是活躍或複雜的性行為，如果妳危險因子越多，越應該每年規律檢查。

抹片的過程

進行子宮頸抹片的過程，包括：
- 脫去底褲躺上內診檯。
- 醫師以鴨嘴（陰道擴張器）把陰道壁撐開，找尋子宮頸口上的轉型區（T zone）（見《圖13-5》）。
- 清除過多的分泌物。
- 對準子宮頸口以抹片棒旋轉至少360度一整圈，採集子宮頸轉型區的細胞，這時妳常會有痠脹的感覺，表示子宮頸做到了！
- 儘速將棒上的黏液抹在玻片上，放到固定液中。
- 鴨嘴拿出陰道抹片，採樣過程結束。
- 固定好的玻片送至病理科染色與判讀。

從以上過程妳可以瞭解，越緊張用力，醫師只好奮力撐開，否則看不到子宮頸，做出來的抹片準確度會下降；也有人緊張到屁股抬得太高，或是扭動掙扎，最終結果是使得整個抹片過程差不多也白忙一場。記得喔，內診越放鬆，抹片其實做得越快越準——請參考「Chapter6：看診」來學習放鬆技巧。

抹片的時機

進行抹片的時機要注意以下幾件事，以免影響準確度或到時白跑一趟。
- 每年規則做可以防止偽陰性（異常細胞太少沒有看到）的問題。
- 有性經驗的女性，最慢在發生性行為滿3年，就應該進行第一次子宮頸抹片檢查，必須避開月經期。
- 等經血乾淨後約兩週時間做：可以避免陰道還有殘餘經血，也避開黏液太多的排卵期。

- 前一天（24小時內）不要行房、千萬勿使用陰道塞劑、沖洗陰道、使用陰道潤滑劑。
- 追蹤前次抹片結果，必須間隔6星期以上，否則細胞才剛被刷走一層還未長全，準確度很差。
- 不要同時又做健保抹片又做薄層抹片，選一種就好；細胞量分散，勢必準確度受影響。
- 子宮頸手術後的抹片追蹤，間隔3個月以上再做，太快做追蹤，對於追蹤細胞變化的意義不大。

抹片的結果

抹片的結果簡單分為下列數大類，目前國際上分類已經統一化。
- 正常：表示細胞正常。
- 發炎或感染（inflammation）：表示細胞正常，但順便看到白血球增加，甚至有別的感染需處理，以免未來嚴重時影響抹片品質。
- 不典型鱗狀或柱狀上皮細胞（ASCUS/ACUS）：結果不確定，需治療發炎3個月後重做一次抹片。
- 低（輕）度子宮頸癌前病變（LSIL）：觀察，3個月後再做抹片，或以陰道鏡做子宮頸小切片確定；一半以上會自癒、消失。
- 高度子宮頸癌前病變（HSIL）：需做子宮頸圓錐切片，進一步診斷兼當做治療。
- 子宮頸癌等癌變（cancer）：需切片與進一步全身檢查。
- 偶爾病理科醫師也會因這次抹片發炎太厲害、細胞量太少等原因，而要求重做。

觀念釐清

許多人有錯誤的抹片檢查觀念，因此，在此特別說明：
- 不應短時間（1～2個月內）急於重做抹片，許多人發現早期癌前病變，便趕緊找第二個醫師重做，事實上有問題的組織剛被刮去一層，往往還沒長回，使得第二個抹片做不出來或做不準。
- 不應同一時間做兩種抹片，如一個健保的、一個自費的薄層抹片，第二個刷子上的檢體往往不足，道理同前述。

- 癌前病變最輕的ASCUS、CIN I 可以抹片追蹤，其他如果CIN II 以上，要聽醫師建議陰道鏡等切片，避免直接以電燒或冷凍處理，只有切片能從病理化驗報告得知疾病真正嚴重的程度。

輔助方式

抹片的輔助方式很多，前段我們說了加做「HPV檢測」未必人人需要，其他如「螢光抹片」牽涉到使用者的熟悉程度，也往往需要切片增加準備度，未必實用。

如果想要挑一種，大多醫師比較推薦「薄層抹片」，此種新方法偵測出不正常細胞的能力比傳統抹片提升了30%，1996年已獲美國食品藥物管理局的許可。方法是利用特別的抹片刷子來做，然後把刷子上的所有檢體經特殊處理，過濾去除分泌物、血液、黏液、發炎細胞等的干擾，再以機器處理成極薄的細胞抹片，供病理科醫師判讀，細胞不會重疊，並比普通抹片收集到多很多的細胞，較傳統抹片清晰、易於判讀診斷，病理醫師所花費的時間也只要原來一半。

30歲以上每年子宮頸抹片檢查的女性，抹片的漏失率（偽陰性，也就是有問題卻沒做出來）的機會便很低，亦即累積的準確度高。並不是很需要改做單次準確度高的薄層抹片（新式抹片），但下列狀況則可考慮自費做薄層抹片或加做HPV檢查，如此2～3年受檢一次都可能還好。
- 若為子宮頸癌高危險群。
- 無法定期接受免費抹檢。
- 上次抹片結果有疑慮。

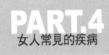
Chapter 14

多囊性卵巢症候群也是文明病之一

》2004以後的新診斷標準
》可不可以不吃藥？
》讓人煩惱的多毛症

2004以後的新診斷標準

目前新的診斷標準，以病人必需同時出現下面三項中的任意兩項，即是多囊性卵巢症候群：

· 排卵稀少，一年月經次數少於八次。

· 外表或血中男性荷爾蒙過高（外表男性荷爾蒙過多，主要指多毛症：鬍鬚、下巴及胸腹毛髮較多；或有嚴重青春痘）。

· 超音波發現多囊性卵巢（單側或雙側卵巢有10個以上的濾泡）。

對身體的影響

· 基本上患者本身會有「胰島素抗性」的體質問題，也就是胰臟分泌的胰島素無法有效控制細胞利用血糖，原因不明，很可能是遺傳所導致，因此，家族中有多囊性卵巢症候群、糖尿病的人都比較多。

· 存在有此體質，如果再不控制飲食、體重與多運動，便容易出現血糖控制異常，最後變為「第二型糖尿病」，同時胰島素抗性也會引發血脂肪異常、肥胖、皮膚暗沉等，約5～6成病患最後都會體脂肪過高、體重過胖，而過胖則會使疾病更形嚴重。

· 再加上本病特有的「男性荷爾蒙」過多的問題，會影響腦下垂體分泌的「黃體刺激素」與「濾泡刺激素」比例異常，導致不排卵、月經稀少、不孕，卵巢形成許多小囊泡（與癌變無關）。

· 其他健康問題上，還可能發生中性脂肪較高、高密度（好的）脂蛋白較低、低密度（壞的）脂蛋白較高等，容易得到代謝症候群，使得未來心血管疾病、中風的機會上升。

治療方式

有許多藥物針對本病的不同問題治療，如：

· 排卵藥、排卵針：促排卵治不孕，但會逐漸失效，無法一直用下去，並不適合用來長期調經，只適合想生育的人。

· 避孕藥（主要是戴麗安Diane）或男性荷爾蒙拮抗劑：可治療男性荷爾蒙過多與調經，但對年過30或略胖的人恐怕會對身體血糖控制不利，適合體

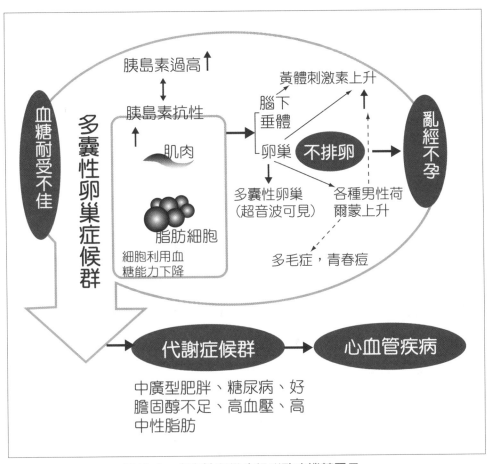

圖14-1：多囊性卵巢症候群致病機轉圖示

重正常不想生育的年輕人。

· 降血糖藥：通常搭配排卵藥或避孕藥，單用甚至可能改善亂經、男性荷爾蒙過多，幫助減重。

· 以上三種一停藥，身體的症狀就很快恢復原狀，這是最大的問題。

· 黃體素：治亂經，每2～3月催經，以免子宮內膜因不來經，沒有剝落而產生病變，適合不想生育的人。

· 腹腔鏡把過多的濾泡鑽破改善排卵：可用在頑固的不孕症，但比較嚴重的患者，手術未必有效，如胖到身體質量指數（BMI）大於35、男性荷爾蒙高達4.5nmol/L、不孕史超過3年以上等。

可不可以不吃藥？

可以的，只要妳不急於懷孕，許多患者認真執行以下事項，都能如願改善月經與體質。但月經沒有規則前，記得每兩個月讓月經催經一次，以保護子宮內膜不生病變；過胖的人要做健康檢查。

熱量攝取降低

過胖的患者（BMI＞24）應以有效方式減重，只要患者體重下降5%（如60公斤降到57公斤）就可以發現胰島素抗性、男性荷爾蒙、排卵狀況、血脂值，都開始改善。每天少500大卡熱量攝取，體重每月約可降2公斤，是最安全的速度。一般而言，多囊性卵巢症候群比其他人難減重，因此，還要配合下面兩件事：飲食型態改善與運動習慣的養成。而減重時碳水化合物只適合占熱量一半或更少，蛋白質稍增，因此，最好到醫院找營養師諮詢，並說明自己特殊的需求（營養師通常不瞭解此病）。

飲食型態改善

不論胖不胖，慎選食物可改善胰島素抗性，從而使其他問題跟著改善。

• 低血糖指數的食物，也就是儘量接近糖尿病的飲食習慣：選擇低血糖（升糖）指數的碳水化合物，使血糖不會在飲食後迅速上升。大原則是同一種食物原料儘量吃非精製食物，消化越慢越好，如粒狀的燕麥優於麥片粥，麥片粥優於即沖麥片或麥粉；糙米、五穀飯優於白米飯，白米飯優於稀飯；硬雜糧麵包優於軟雜糧麵包，軟雜糧麵包又優於白麵包；水果優於果汁，不甜的水果優於甜的。至於糕餅甜食，萬萬要少！此外，三餐不要單吃碳水化合物，先吃蔬果、蛋白質，可降低碳水化合物吸收速度。

• 不吃壞油，壞油使血脂值惡化更快：含飽和脂肪酸與氫化脂肪酸食品，如豬牛絞肉、肥肉、各種家禽及家畜皮、奶油、人工奶油、全脂奶、油炸食物、中西式糕餅都是壞油；魚肉、蛋白、豆、堅果是較好的蛋白質；魚油、橄欖油是較好的油。

• 應補充鈣與維他命：控制飲食時，視情況每天補充500～1500毫克（mg）鈣片、一顆含400微克（mcg）葉酸的綜合維他命、8杯水量。

規則運動

運動對於血糖、血脂質、血壓、體重控制幫助很大，年過30以後更為重要！

體委會依據國人體能，制定「運動333」標準：建議每週運動3次、每次持續30分鐘、運動時心跳應達到每分鐘130下，也就是微出汗的大肌肉有氧運動，柔軟操是不能算的。

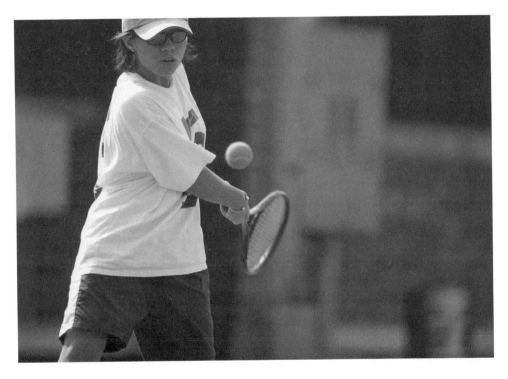

圖14-2：多囊性卵巢症候群雖無法完全治癒，通常可藉由規律的運動，減輕體重，並配合一些藥物來治療。

讓人煩惱的多毛症

多毛症主要是過多雄性素（或稱男性荷爾蒙），或是毛囊對於男性荷爾蒙特別敏感，使女性出現多毛症，少數還有男性化、青春痘旺盛、皮膚油膩粗糙等。

雄性素是毛髮生長的動力，而血液循環中雄性素的濃度，決定了毛髮生長期的長短。雄性素對毛髮生長的作用，則受到毛囊 5α-reductase酵素活性影響。不論是雄性素升高、或5α-reductase 活性過高，都可能使原本不會長毛髮的地方長出較有生長力、較粗的毛髮。因此多毛症的人，睪固酮（雄性素一種）可能正常或輕度、中度上升。

女性多毛症用F-G 系統來打分數（見《表14-1》），評估多毛症嚴重程度。

原因

多毛症的原因，最常見的有自發性、多囊性卵巢症候群，約共占90% 。因此有的人正常排卵、月經正常，也有的人亂經、不孕，肥胖。少數可能是先天性腎上腺素增生、腎上腺瘤、卵巢長分泌男性荷爾蒙腫瘤等，這些狀況往往體內男性荷爾蒙很高，使女性聲音低沉、陰蒂肥大、胸部萎縮。

治療

多囊性卵巢症候群治療疾病本身，多半會改善一些，但仍可配合下列自發性多毛症的處理方式：

- 藥物降低體內男性荷爾蒙：降男性荷爾蒙藥物（Spironolactone、Proscar、Flutamide）、特殊避孕藥（戴麗安）、降血糖藥（Metformin）。
- 除毛：刮毛、除毛蠟、外用除毛膏（含depilatories的藥膏）、雷射除毛等。

表14-1：多毛症診斷Ferriman-Gallway Scoring System

成熟毛髮：沒有為0分，總分≧8分為有多毛症 （除下圖，小腿、前臂也要計算分數）			
稀疏可見	散落大部分地區	整片都是，但髮質很細	整片都是，但髮質粗黑
1	2	3	4

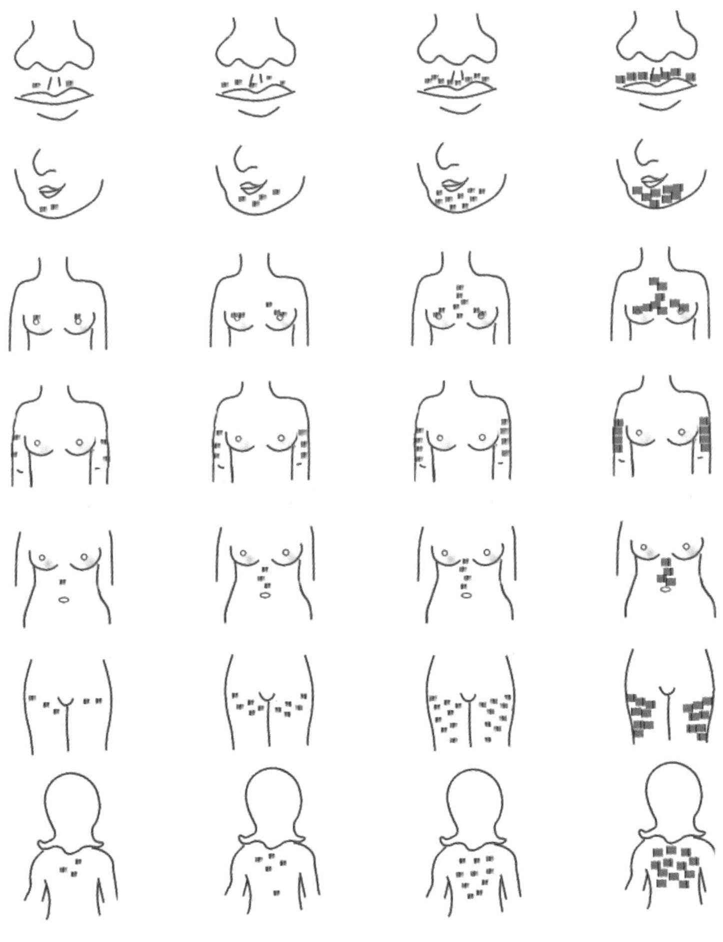

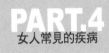

PART.4
女人常見的疾病

Chapter 15

子宮內膜異位症－現代女性的困境

》何謂子宮內膜異位症？
》子宮內膜異位症的病因、症狀與診斷
》子宮內膜異位症的治療原則

何謂子宮內膜異位症？

雖然子宮內膜異位症在什麼年齡都可能發病，但是它對受孕的影響卻使許多女性不得不走向試管嬰兒一途。事實上，如果不是懷孕生子的壓力，許多女性不見得會因此病接受手術來診斷或治療它。

顧名思義，它是指正常的子宮內膜隨經血倒流、隨血液循環，甚至是手術，跑到了異常的位置上住下來，變成會讓人疼痛的出血點，也會形成疤痕、黏連，導致附近組織變形；此外，它還會分泌許多不利懷孕的激素，使人更易不孕、流產。

常見的發病點，除了《圖15-2》中所示，偶爾還會在肚皮上的剖腹生產疤內，或是腸子、肺部等任何血液到得了的地方，共同的特色是這些異位點的疼痛症狀，一定是在月經來時發作。嚴重時可能平時也會疼痛，但月經來時則又更痛。

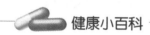
健康小百科

降低體內不必要的女性荷爾蒙

對於喜歡女性荷爾蒙的病，包括子宮肌瘤、子宮腺肌症、子宮內膜異位、子宮息肉、子宮內膜增生、子宮內膜癌症、乳癌等，如果罹病，應設法在生活中降低體內不必要的女性荷爾蒙。
- 保持體重不超重（BMI≦22）。
- 降低體脂肪。
- 適度運動。
- 低女性荷爾蒙刺激瘤的影響：少吃家禽肉、多喝豆漿、不喝含四物湯成分的補品、蜂膠、蜂王乳、紫河車、少吃山藥。
- 低脂飲食：尤其飽和脂肪酸，少豬牛羊肉、雞鴨之肥肉、奶油、牛油、酥油、椰子油。

子宮內膜異位症的病因、症狀與診斷

這是個可大可小的病，子宮內膜跑出子宮，長在不該長的地方。理論上全身都可能發生，但多發生在骨盆腔中，包括子宮後方韌帶，造成子宮黏連性後傾，或是卵巢巧克力囊腫，偶爾則長在開刀後的傷口處。對女性的影響主要在於經痛、性交痛、不孕，或是較大的卵巢瘤，導致須手術處理或接受不孕治療。

病因

可能與體質（遺傳、胎兒期發育）有關。每個人多少都會發生子宮內膜隨經血倒流、隨血液循環到處移轉的現象，但是如果免疫功能異常，或是移轉的數量太多，則身體無法消除亂走的子宮內膜，讓它形成疾病。

不曾生育的人，經血倒流量大的人（如子宮後傾嚴重、前傾嚴重），發病機會大些。現代女性晚生子，使得疾病有在體內生長的機會。

症狀

- 從沒有、很輕到很痛，往往逐漸加重，當然也有運氣好的人，漸漸又不太痛了。
- 與月經有關的疼痛：下腹痛、腰痠背痛、腹瀉、脹氣；疼痛的程度與瘤的大小、病的嚴重度無關。
- 因黏連造成的痛：性交痛、慢性下腹痛、排卵痛、解尿或排便痛。
- 因影響卵巢功能造成的亂經、月經前點狀出血、兩次月經間異常出血。
- 因黏連、影響卵巢功能，造成不孕、子宮外孕，比例約三分之一至二分之一。但輕度與中度者如果年齡不大，往往只是比較慢懷孕，最後還是能自然受孕。
- 因破裂引起劇烈下腹痛，必須要緊急剖腹手術。
- 懷孕期間，子宮內膜異位會先變嚴重再停止發展或萎縮。
- 停經後，子宮內膜異位會萎縮。

診斷

- 內診、超音波可以幫助診斷。
- 抽血腫瘤指數CA125並無法幫助輕度與中度者診斷，主要是因為它僅代表病的嚴重性與發展性。
- 腹腔鏡才能確定診斷、順便治療。

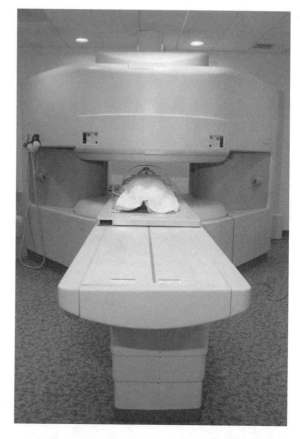

圖15-1：表面病徵不明顯的子宮內膜異位病灶，常要等到手術時才看得出來，而磁振造影術則是對懷疑癌變時，於手術前診斷有所幫助。

子宮內膜異位症的治療原則

$選$擇的關鍵在於疼痛的程度、想懷孕的程度，以及瘤的大小，依每個人的「症狀」與「需求」，來決定採取何種治療方式。

1. 如果妳很在乎能否懷孕，越早準備懷孕問題越簡單，且產後病情多半變輕。

2. 如果妳很在乎能否懷孕，但現在沒有對象，可以考慮藥物治療，但是應瞭解女性年過30受孕力便逐漸下降，不要給自己太大壓力，練習順其自然的心境。病得越久往往不孕機會越大。

3. 不論有沒有在治療，子宮內膜異位症都應定期追蹤，雖然本病並不會特別容易增加子宮或卵巢癌的機會，但畢竟任何卵巢腫瘤都可能發生癌變，光以超音波或抽血無法百分百證實它只是子宮內膜異位瘤。

4. 藥物治療

- 疼痛：以止痛藥物、泡熱水澡緩解疼痛，其他請見《Chapter10：疼痛千萬不要忍》之「和慢性疼痛共處」。

- 疼痛或腫瘤漸大：以荷爾蒙藥物控制疾病，包括避孕藥、各種黃體素、GnRH同功異質體（造成假停經，只能短期用）、療得高（副作用大）、芳香酶抑制劑（原為預防乳癌復發藥物，抑制體內女性荷爾蒙生成，初步研究認為效果不錯），以上方式想孕者都不宜。

5. 手術治療：當疼痛嚴重，上述藥物無效或不適合，當妳急於懷孕，或腫瘤過大（6～8公分以上）時，可考慮手術。

- 保守手術：去除子宮內膜異位病灶、黏連或疤痕組織，儘量使骨盆器官恢復原本狀態；一般儘量以腹腔鏡手術，但嚴重的黏連與過大的腫瘤則需改以傳統開腹手術。

- 不孕症：如果保守手術治療無法幫助懷孕，需到不孕科接受人工助孕技術，通常是做試管嬰兒。

- 積極治療：病情嚴重者，如腫瘤過大、疼痛難以藥物與其他手術解決，也已經不想再懷孕時，可能考慮切除卵巢甚至子宮；然而，45～55歲是許多女性停經病變開始萎縮的年齡，因此，年過40要不要手術，便需好好評估，與醫師商量。

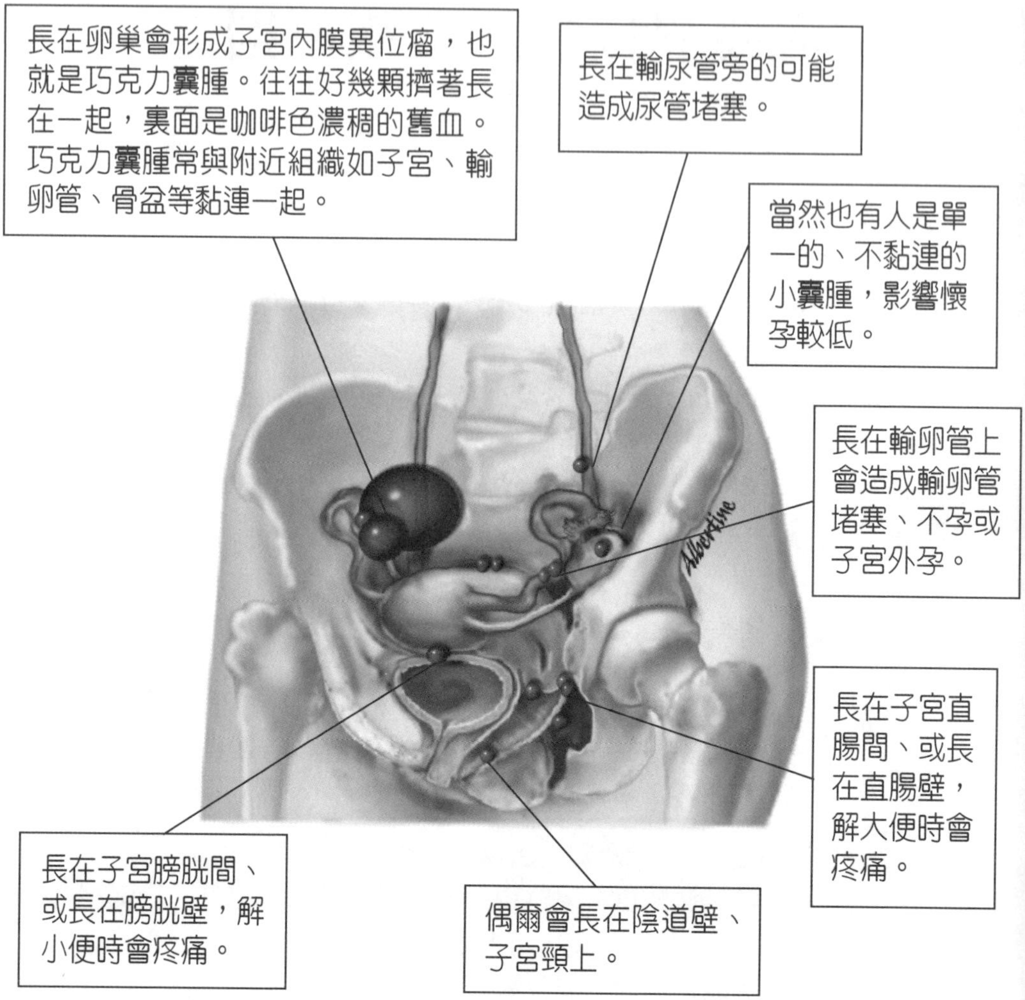

長在卵巢會形成子宮內膜異位瘤，也就是巧克力囊腫。往往好幾顆擠著長在一起，裏面是咖啡色濃稠的舊血。巧克力囊腫常與附近組織如子宮、輸卵管、骨盆等黏連一起。

長在輸尿管旁的可能造成尿管堵塞。

當然也有人是單一的、不黏連的小囊腫，影響懷孕較低。

長在輸卵管上會造成輸卵管堵塞、不孕或子宮外孕。

長在子宮直腸間、或長在直腸壁，解大便時會疼痛。

長在子宮膀胱間、或長在膀胱壁，解小便時會疼痛。

偶爾會長在陰道壁、子宮頸上。

圖15-2：子宮內膜異位可能位置圖

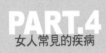

PART.4
女人常見的疾病

Chapter 16
引起經血多的疾病

》 子宮肌肉瘤
》 腺肌症
》 子宮內膜增生
》 子宮內膜息肉

子宮肌肉瘤

子宮肌肉瘤，正式名稱是「子宮平滑肌肉瘤」，又簡稱子宮肌瘤。是生育年齡女性常見的良性腫瘤，20～30%的女性都有，發生惡性變化的機會約千分之一，很低。造成的原因和體質有關，也可能是構成子宮的平滑肌細胞產生基因突變形成腫瘤。

它的特色是會受女性荷爾蒙刺激長大，所以有的人懷孕時會長出來，而原本有瘤時，懷孕會長得更大。在缺乏女性荷爾蒙後，如產後、停經，會慢慢萎縮甚至消失。

一般視大小，醫師會建議約每4～12個月以超音波追蹤，但如月經變化或

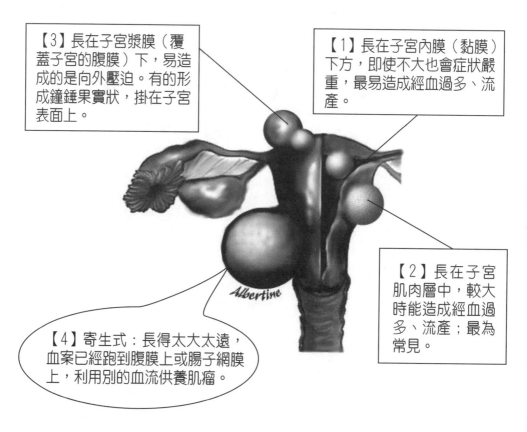

【3】長在子宮漿膜（覆蓋子宮的腹膜）下，易造成的是向外壓迫。有的形成鐘錘果實狀，掛在子宮表面上。

【1】長在子宮內膜（黏膜）下方，即使不大也會症狀嚴重，最易造成經血過多、流產。

【4】寄生式：長得太大太遠，血案已經跑到腹膜上或腸子網膜上，利用別的血流供養肌瘤。

【2】長在子宮肌肉層中，較大時能造成經血過多、流產；最為常見。

圖16-1：根據子宮肌瘤位置來作分析

發生疼痛、腹部腫塊，要提早追蹤。

症狀

- 50～65%的人根本沒有症狀！
- 異常子宮出血：經血過多、過久，造成貧血。
- 壓迫造成不舒服：向下腹壓迫造成重墜感；向前壓到膀胱造成頻尿、解尿困難；向後壓到腸子造成排便困難、便意感。
- 不孕：占不孕原因的2～10%，壓迫造成生殖器官移位變形，使受孕或著床失敗、流產。
- 懷孕後影響：流產、胎兒生長遲滯、胎位不正、早產、難產等，剖腹產率會提高。大多肌瘤不能在剖腹生產時順便切除的，會造成危險大出血。

何時需要手術？

- 大小凸出骨盆腔（擔心惡性），約懷孕12週以上子宮的尺寸。
- 長的速度很快（擔心惡性），如半年長了5公分，但並無清楚標準可參考。
- 造成不孕、連續性流產。
- 停經後會持續長大的瘤（擔心惡性）。
- 無法以藥物改善的貧血。
- 導致的症狀如下腹痛嚴重，無法以藥物改善。

手術方式

1.未來還想懷孕時

- 切除肌瘤保留子宮，可視情形使用腹腔鏡。
- 小的黏膜下子宮肌瘤可用「子宮鏡」切除。

2.未來不想懷孕時

- 經腹部或經陰道全子宮切除。
- 腹腔鏡全子宮切除。
- 目前還有新的「腹腔鏡子宮動脈阻斷術」，由北醫婦產部主任劉偉民醫師所創，經由截斷子宮肌瘤之血液，讓腫瘤萎縮變小，是不願手術切除子宮

的人的一個選擇。主要適於經血過多的患者，治療後已有成功懷孕、生產的例子，但尚無大量資料；此外，由於並沒有病理報告來確定是否良性（肌瘤大多屬於良性），術後務必規則追蹤。

- 已經停經，考慮也同時切除卵巢，以免後患。
- 孕婦、產婦都不宜做肌瘤切除，容易大出血，產後多半恢復懷孕前大小；除非是果實狀的肌瘤且因其他原因必須剖腹產，才於剖腹生產時處理。

有沒有可能藥物治療？

- 疼痛：以止痛藥治療。
- 貧血：鐵劑治療。
- 經血多：以子宮收縮藥搭配止痛藥、止血藥、黃體素來降低血量、調經。
- 黃體素、療得高、GnRH同功異質體等，或能暫時抑制肌瘤，適合不想手術，但症狀嚴重或快停經的人。

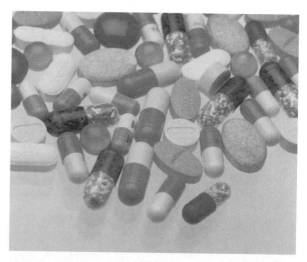

圖16-2：治療子宮肌瘤的藥物有幾種，但因服藥時間長，費用較為昂貴，加上效果並不很理想，所以多屬於輔助性質的治療。

腺肌症

這是子宮腺體與肌肉形成的良性腫瘤，原因不明，發生率約15%，好發於生產過後、做過流產手術的40歲左右的婦女，偶爾也會發生在沒有懷孕或性行為，但是有子宮內膜異位症的婦女。它也是會受女性荷爾蒙刺激長大的腫瘤，因此停經後便逐漸萎縮。

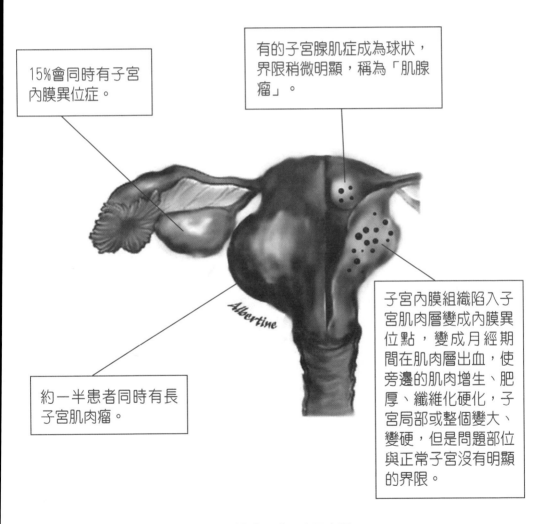

15%會同時有子宮內膜異位症。

有的子宮腺肌症成為球狀，界限稍微明顯，稱為「肌腺瘤」。

約一半患者同時有長子宮肌肉瘤。

子宮內膜組織陷入子宮肌肉層變成內膜異位點，變成月經期間在肌肉層出血，使旁邊的肌肉增生、肥厚、纖維化硬化，子宮局部或整個變大、變硬，但是問題部位與正常子宮沒有明顯的界限。

圖16-3：腺肌症示意圖

症狀

- 三分之一的人完全沒有症狀！
- 子宮變大造成壓迫下腹脹痛。
- 經血過多過久。
- 次發性經痛,且往往越來越嚴重。
- 月經前下腹痛。
- 不孕、連續性流產。

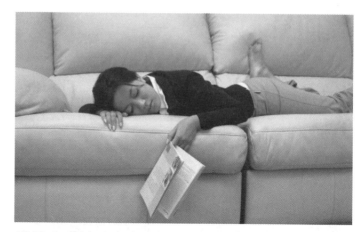

圖16-4:近年來,有愈來愈多的年輕粉領族,還沒有結婚生育,便罹患了此病,對於未來的懷孕影響頗大,因此在意是否生小孩的人,儘量不要做人工流產手術,以免誘發腺肌症。

治療

- 藥物治療貧血、疼痛,方式和肌肉瘤差不多。
- 唯一真正的治療是把「子宮全切除」,因為不像肌肉瘤界限清楚、容易剝除,無法保留子宮。
- 也有醫師採取「局部切除」,把較明顯的肌腺瘤切除,來改善經痛,但手術對不孕、連續性流產的幫助,還是不如肌肉瘤效果那麼好。
- 如果已經40歲以上,同時發生異常出血內膜增厚,則需視情形做「子宮內膜切片」或「診斷性子宮內膜刮除術」,以排除子宮內膜病變。

子宮內膜增生

前面提到的異常陰道出血問題中，有些後遺症便是長了子宮內膜增生或息肉，甚至子宮內膜癌。內膜病變通常發生於更年期婦女、初經剛來時，因為不排卵性月經比較多，使子宮只有受到女性荷爾蒙刺激，缺乏黃體素使內膜隨經血完全剝落，容易變成各種病變。

因此，如果妳的月經常常紊亂或延後（或是處於青春期與更年期），最低標準是過期兩個月一定要催經，使用黃體素來使子宮內膜轉變為成熟發展的內膜，製造出好的月經將內膜完全排出，好保護子宮不產生內膜病變。使用乳癌藥物Tamoxifen婦女，有1.3～20%會發生子宮內膜增生，能否催經需要外科與婦產科醫師的討論溝通，看所患的乳癌是否對黃體素敏感。

容易產生內膜增生或癌症的人

- 不曾生育、不孕、常亂經的婦女。
- 停經年齡較晚，大於52歲 。
- 長了分泌女性荷爾蒙的卵巢腫瘤。
- 多囊性卵巢症候群，往往女性荷爾蒙偏高且易亂經。
- 停經婦女使用女性荷爾蒙，但沒有併用黃體素。
- 糖尿病、高血壓、肥胖婦女，體內女性荷爾蒙往往較高。
- 使用抗癌藥物Tamoxifen者會刺激子宮內膜。
- 停經滿一年發生出血一定要到院檢查。

發生子宮內膜癌症時，90%的人有異常陰道出血，但也有5%沒有症狀。其他較嚴重時的症狀是發生帶血絲或異味的分泌物、腹痛、貧血等。

子宮內膜的檢查方式

- 陰道超音波：首要工具，不痛、安全、但準確度稍差，是否算增生標準沒有一定，太嚴格可能過度診斷，太寬鬆又可能會延誤。發現太厚的內膜，一般可先以足量的黃體素刺激剝落，能夠隨經血排乾淨的內膜通常是良性的。停經後陰道超音波的內膜厚度最好不超過4毫米（mm）。

- 門診子宮內膜切片：不麻醉，會有點痛，由於直接取樣，可能會組織不夠，或未取到問題內膜，因此約有10%的機會無法正確診斷出癌症，因此，可能還會借助後面所說的子宮內膜刮除術幫助診斷。
- 子宮內膜刮除術：要輕微麻醉，和人工流產手術很像，所花的時間較短。醫師無法直接看到子宮腔內狀況，有時候會漏掉某些病變，90～98%能夠正確診斷。
- 子宮鏡合併切片取樣：要輕微麻醉，較子宮內膜刮除術精確但昂貴。通常在特殊情況下使用，如切片檢查不出來但仍然出血時，或是其他常用方法無法取得檢體時，以及處理子宮內膜息肉及子宮內膜下肌瘤。
- 子宮頸抹片檢查：無法用來診斷子宮內膜增生。

如果醫生在超音波發現過厚內膜，無法靠補充黃體素排出，或是妳發生無法以藥物控制的紊亂出血（尤其容易有大量血塊）時，便會建議實施子內膜刮除術，將內膜刮除並送病理化驗，以後再定期追蹤與視狀況調經。

更年期及停經後之出血，尤其如果沒有使用荷爾蒙，應立即就醫檢查原因，其中10%是子宮內膜癌。只有拿到有問題處的子宮內膜組織送化驗，才能真正診斷是否有癌症。

常發生亂經大出血，且對刮除與藥物都無法根治的婦女，現在也有人利用子宮鏡做子宮內膜破壞術，使用雷射或電燒把部分子宮內膜永久除去，約可消除一半婦女的經血問題，但10%完全沒有改善。

檢查結果與治療

切片或刮除都會送病理化驗，結果包括：正常的子宮內膜、內膜增生、息肉、癌症。

1.子宮內膜增生（又分為單純型、複雜型與不典型增生）

- 單純型增生：大多屬於此類，是良性的增生，做完子內膜刮除術後便算是治療好了，變成子宮內膜癌症的機會很低，約1%，仍需追蹤。可以黃體素治療3個月後，再重覆子宮內膜檢查。如果仍有病變，繼續黃體素治療。
- 複雜型增生：變成子宮內膜癌症的機會約3%，以黃體素治療3個月，然後

再重覆子宮內膜檢查。如果仍有病變，繼續黃體素治療。

• 不典型增生膜癌：如果不治療，不典型複雜性增生約29%，5年內會發展出子宮內膜癌。處理上當做是類似內膜的癌前病變，變成子宮內膜癌的機會高，因此年紀大不想懷孕的人，往往需要做「預防性子宮切除」。年輕仍想懷孕的患者，則以長期黃體素治療、反覆做子宮內膜切片來處理，同時想辦法刺激排卵早點懷孕。

病理種類	細胞異生	變癌機會
單純性增生	無	1%
複雜性增生	無	3%
不典型單純性增生	有	8%
不典型複雜性增生	有	29%

2.子宮內膜息肉

其中0.5%可能同時有子宮內膜癌存在。

3.子宮內膜癌症

以手術治療、分期。（請詳見舊作《健康女性醫學全事典》）

子宮內膜息肉

子宮內膜本來每個月都會增厚再剝落，但某些內膜長了過度無法剝落，就便成子宮內膜息肉，也就是一團從子宮內膜緩慢長出來的軟組織，形狀有如鐘擺，其中充滿腺體與血管，所以白裡透紅，甚至因為容易出血、或發生扭轉，紅的發紫、發黑。

本病隨年齡機會上升，最好發時機是50幾歲，停經後又變少，可能會異常出血。

症狀

- 內膜息肉可能沒有症狀，往往開始有症狀時已經幾公分大小。
- 兩次月經中發生異常出血、性交後出血。
- 經血過多、過久。
- 因阻礙經血流出、經血過多而經痛。
- 因扭轉壞死、發生感染等，導致下腹痛。
- 對調經藥物沒有反應。
- 荷爾蒙補充時發生出血。
- 不孕、流產。

診斷與處理

- 超音波：應該選擇月經剛乾淨的時候照超音波，最容易分辨它的存在。也有一種灌水入子宮的超音波可以幫助診斷。這是個良性的問題，但無法從超音波區分出子宮內膜息肉與子宮內膜病變、增生、子宮內膜癌。
- 子宮輸卵管攝影：不是手術，也分辨不出內膜息肉或肌瘤。配合超音波可以增加診斷的正確性，不過通常超音波就夠了。
- 子宮內膜切片：在門診以一個小管子伸入子宮做切片，經病理化驗，確定診斷。運氣好時，順便就把息肉大致取出了。
- 子宮鏡：把息肉一個個取出，經病理化驗，是確定診斷並可治療的小手術，這是對子宮內膜傷害最小、影響未來懷孕最小的處理方式，萬一順便發現肌瘤、黏連，都可一道處理。

- 子宮內膜刮除術：把息肉連同所有內膜刮出，經病理化驗，是確定診斷並可治療的小手術。如果年齡稍大，希望手術時間短，同時不想懷孕了，便可使用此法，缺點是偶爾會沒有刮到全部的異常部位，因為使用的器械會有死角。

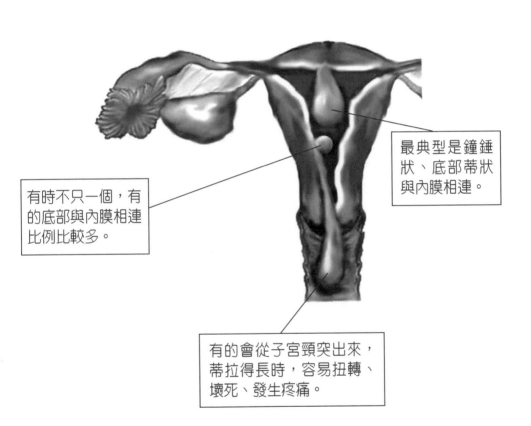

有時不只一個，有的底部與內膜相連比例比較多。

最典型是鐘錘狀、底部蒂狀與內膜相連。

有的會從子宮頸突出來，蒂拉得長時，容易扭轉、壞死、發生疼痛。

圖16-5：子宮內膜息肉示意圖

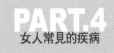

PART.4
女人常見的疾病

Chapter 17

我要不要接受這個手術？

》什麼樣的婦科手術是要做的？
》婦癌的基本處置流程

什麼樣的婦科手術是要做的？

每種手術都有必然要承擔的風險，所以決定是否接受手術一定要審慎，沒有醫師不希望手術順利，但是成功手術有許多的因素在左右，並非術前完全能夠控制，其中影響手術風險的變數只有下列第1、5項妳可以先安排，第6、7項妳可以事先詢問。

影響手術的風險大小來自以下變數：

· 妳對麻醉藥物、任何手術用藥的過敏反應。
· 無法預料的黏連變形等（使腸壁、輸尿管或大血管等黏連或位置異常，或腸壁等黏到器械準備進入手術的部位）造成手術傷害。
· 手術醫師與其他助手中任一人員的失常、身體狀況不佳。
· 這項手術是否由專門訓練的醫護人員來執行？
· 這項手術是否在急救設備與後援完善的地方來執行？
· 手術的併發症：大出血、感染、其他內臟的受傷等。
· 術後的後遺症：黏連、受傷內臟的功能受損、因輸血染病等。

有些手術非做不可：

· 懷疑癌症，且必須以手術來做診斷或治療：如抹片結果異常、子宮內膜增生。
· 良性的問題，追蹤當中突然長大很快、形態變化、腫瘤指數異常上升，導致懷疑癌變：如卵巢瘤、子宮瘤。
· 良性的問題，影響生活品質、工作能力很大，且藥物或生活調理無效，但手術很可能改善：如嚴重疼痛、尿失禁、子宮膀胱下垂、貧血、大量出血。
· 良性的問題，影響很想懷孕的妳，如果手術可以增加受孕率，或降低流產率。

是否該尋求其他醫師的意見？

去問問第二、三位相關專科醫師的看法也很重要，因為每個醫師都會有根據自己經驗的不同看法存在，能幫助妳更容易做決定。但請記得印妥相關檢

驗資料以供其他醫師參考、比較。

發生看來必須手術的狀況，還是有些情形可考慮參考不同醫師意見，包括：

- 可以使用其他方式治療，效果相去不遠。
- 可以觀察。
- 年齡已長，手術真正能延長壽命或改善生活的意義不大。
- 身體狀況虛弱，目前無法承擔手術風險。
- 手術名稱？手術大致過程（經何處開刀？拿掉那個部位？）。

決定是否手術前，妳一定要問醫師的事情：

- 為什麼建議手術？
- 除手術還有沒有其他解決方式？
- 這是本病主要的治療方式嗎？
- 有沒有其他種替代手術？
- 到哪裡查詢手術費用大約多少？
- 需不需要住院？
- 最慢多久以前要接受手術而不影響病情？
- 最慢多久以前要決定是否手術，醫生才來得及安排？
- 告訴並詢問醫師其他妳所害怕的手術問題。

手術風險的評估：

妳可以儘量客氣而技巧性地詢問：

- 這位醫師是否常做這類手術（尋找專門相關醫師當然比較有保障，如腫瘤便找腫瘤科醫師，不孕問題找不孕科醫師，尿失禁問題找婦科泌尿醫師）？
- 手術本身的成功率有多少？妳覺得可以接受這樣的成功率嗎？
- 發生併發症、後遺症機會大約多少？
- 萬一手術失敗有沒有比原本疾病更糟的後遺症？
- 術前需要做什麼準備工作降低風險？如貧血者補充鐵劑。
- 術後有沒有方式降低不適？如請麻醉科醫師做「術後疼痛控制」。
- 術後多久能恢復正常工作、生活？

婦癌的基本處置流程

婦癌種類繁多，以下就臺灣30歲以上女性最常見的兩種，介紹其處理流程，其餘請見作者舊作《女性健康醫學全事典》。但真正的處理決定還在於醫師，考慮每人的特別狀況後決定。

子宮頸癌與癌前病變

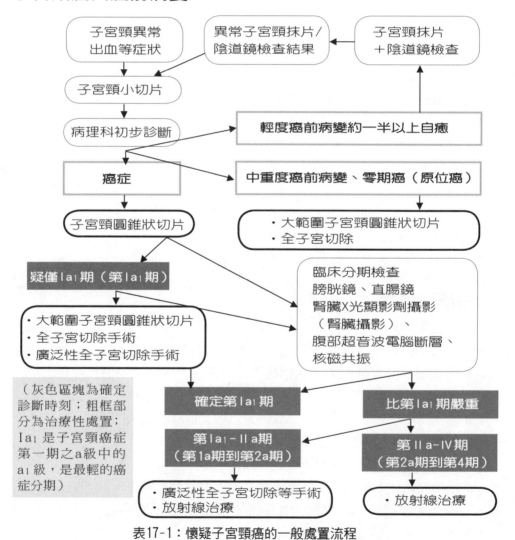

表17-1：懷疑子宮頸癌的一般處置流程

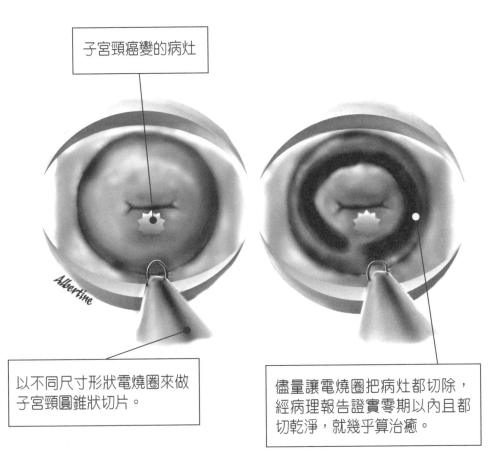

子宮頸癌變的病灶

以不同尺寸形狀電燒圈來做子宮頸圓錐狀切片。

儘量讓電燒圈把病灶都切除，經病理報告證實零期以內且都切乾淨，就幾乎算治癒。

圖17-1：懷疑子宮頸零期或以內癌變的一般處置流程

卵巢癌

當醫師說卵巢看到囊腫，指的是「有長東西」，囊腫的意思從良性的水瘤、會消的功能性瘤，到惡化都算，只是診斷不確定前的通稱。

卵巢癌的診斷分期需靠手術，看腹水中、腸網膜上有無惡性細胞，大多的卵巢囊腫，開刀前只可以判斷惡性的機會高不高，沒有摘除做病理診斷前，無法100%確定。

表17-2：懷疑卵巢癌的一般處置流程

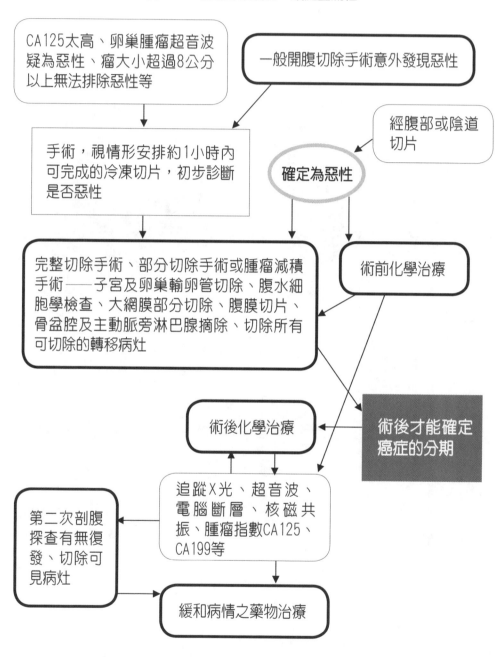

CA125太高、卵巢腫瘤超音波疑為惡性、瘤大小超過8公分以上無法排除惡性等

一般開腹切除手術意外發現惡性

手術，視情形安排約1小時內可完成的冷凍切片，初步診斷是否惡性

經腹部或陰道切片

確定為惡性

完整切除手術、部分切除手術或腫瘤減積手術——子宮及卵巢輸卵管切除、腹水細胞學檢查、大網膜部分切除、腹膜切片、骨盆腔及主動脈旁淋巴腺摘除、切除所有可切除的轉移病灶

術前化學治療

術後化學治療

術後才能確定癌症的分期

追蹤X光、超音波、電腦斷層、核磁共振、腫瘤指數CA125、CA199等

第二次剖腹探查有無復發、切除可見病灶

緩和病情之藥物治療

（灰色區塊為確定診斷與分期時刻；粗框部分為治療性處置）

表17-3：懷疑停經後卵巢囊腫的一般處置流程

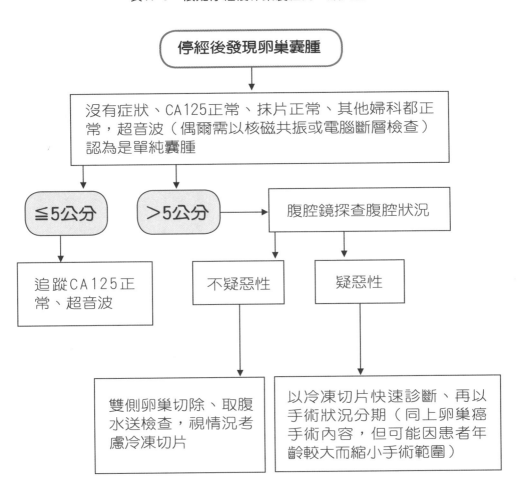

卵巢瘤（囊腫）如果是在停經後出現，處理標準有些不同，比較嚴格些。美國約有15%停經婦女在停經後的超音波發現有卵巢囊腫。

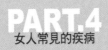

PART.4
女人常見的疾病

Chapter 18

我更年期了嗎？

》更年期與停經意思有點不同
》停經不是病，現代女性真好命

更年期與停經意思有點不同

更年期是身體從正常的月經過度到完全停經的那個階段，所以，往往需要觀察一段時間，才知道妳發生亂經是屬於更年期，還是只是短暫的身體問題，以及其他造成亂經的疾病（如多囊性卵巢、甲狀腺功能異常等）。

典型的更年期，是月經一次比一次延後，最後便完全不來了。但也有的人會發生1～2年非常紊亂的月經。

臨床上，如果不做任何檢查，要等至少半年到一年沒有月經，才符合「停經」的定義。但是，許多人是受不了這種等待方式的。因此，可以使用抽血來確定是否停經。

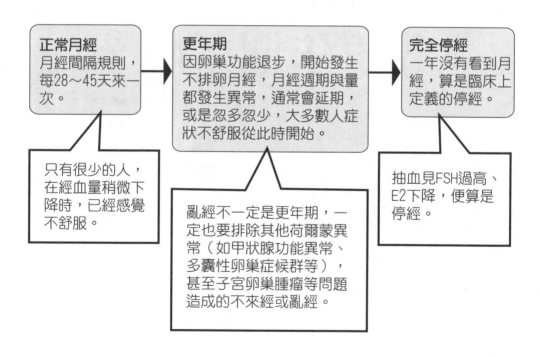

正常月經
月經間隔規則，每28～45天來一次。

更年期
因卵巢功能退步，開始發生不排卵月經，月經週期與量都發生異常，通常會延期，或是忽多忽少，大多數人症狀不舒服從此時開始。

完全停經
一年沒有看到月經，算是臨床上定義的停經。

只有很少的人，在經血量稍微下降時，已經感覺不舒服。

亂經不一定是更年期，一定也要排除其他荷爾蒙異常（如甲狀腺功能異常、多囊性卵巢症候群等），甚至子宮卵巢腫瘤等問題造成的不來經或亂經。

抽血見FSH過高、E2下降，便算是停經。

停經不是病，現代女性真好命

停經不是病，是現代女性一生中約一半時間必須面對的生理變化，不同的問題，現代醫學都有不同的對策來預防、治療，正如老化一樣，全然接受它的必定性，瞭解並防止它帶來的問題，遠比盲目的恐懼實際得多。

醫界對於停經的大力研究，並不是為了讓女性恐懼、感覺停經是一個生命的死角，而是因為現代女性活得長，全世界有太多的女性都處於這個狀態，要為大家尋求更為幸福的生活，因此，強調要注意更年期對身體的影響。但是大多的影響，都有辦法預防與改善。

所以囉，現代女性真正好命，比起沒有機會追求停經生活的上一代女性，我們太幸運了。

症狀

女性約在45～55歲進入停經，但也有不到40歲的早發性停經，或是60歲都還來經的體質。目前，唯一認為需要補充荷爾蒙的狀況是，發生干擾生活品質又無法退去的症狀，而且建議不超過5年。過早停經的婦女，也要考慮補充。

A 自律神經、情緒失調：

最早出現的症狀都以不舒服的感覺為主，許多類似自律神經失調。有的人很嚴重，也有的人感覺不明顯，這些大多會逐漸退去，也往往對生活飲食的調理反應很好。典型的有：

- 潮熱：一陣上半身、臉頰發熱，約30秒到30分鐘。
- 心悸：一陣心跳快。
- 盜汗：沒有運動卻在流汗。
- 潮熱退去後發冷。
- 頭痛。
- 情緒不穩定：易怒愛哭、抗壓能力差。
- 失眠。

表18-1：自律神經、情緒失調的飲食生活注意事項

生活	• 練習舒壓（請見本書Chapter4） • 穿著涼爽、不吝惜使用空調。 • 儘量每天白天做30分鐘的有氧活動（失眠者應於9點以前，到公園等有陽光的地方運動、跳舞、快走）。 • 避免咖啡、酒精、辛辣食物，可減少潮熱。 • 晚間做柔軟的舒展與鬆弛運動放鬆身心，如床上操、瑜伽等，可以幫助睡眠、減緩潮熱。 • 吐納可以幫助睡眠、減緩潮熱：緩慢深呼吸（慢慢吸飽氣、憋3秒，再很緩慢地吐氣），反覆10次，晨起、晚間各做一輪。 • 抽菸、吸二手菸（包括雪茄）都會使潮熱加重。 • 尋找固定生活伴侶（男女不拘）共同出外活動，調節心情。
飲食	• 大豆異黃酮（Isoflavone）：可能降低停經後膽固醇過高、預防停經後骨質疏鬆，但僅少數人感覺部分症狀改善。每日補充量宜60～100毫克左右，太多怕有類似補充女性荷爾蒙的壞處。建議先從含大豆異黃酮的黃豆補充，每天約50公克黃豆，比較安全不會過量，又可獲得卵磷脂、降膽固醇的大豆蛋白等好處。吃法包括：吃黃豆飯、黃豆漿（外購約500cc，或自製含渣豆漿）、300公克豆腐豆乾；豆花則含量太少不建議專程補充。 • 納豆也有大豆異黃酮，每天約50公克，日系超市都有賣冷藏的納豆，有心血管疾病家族史的人可用來保護不形成血栓。 • 紅花苜蓿（red clover）：含大豆異黃酮的澳洲植物，少數人感覺部分症狀改善。 • 黑升麻（Black Cohash，歐洲的草藥）、維他命E：研究上不認為有效，但門診有少數人感覺相當明顯，症狀緩解。 • 一天一顆綜合維他命，含400微克葉酸，可預防心血管疾病。 • 每日1500毫克的鈣，鈣質對神經穩定、骨頭都有幫助。 • 其他妳曾聽說的補充品都沒有真正科學依據，如當歸、月見草、聖潔莓、甘草、山藥（天然黃體素霜），更不能認為它們可以保養身體防止缺荷爾蒙，但嘗試少量用來改善症狀並無不可！其他如蜂膠、紫河車含有類似人體荷爾蒙成分，不宜多吃。

表18-2：其他停經問題的保養

記憶力不集中、記憶力變差	• 記憶力問題雖和缺荷爾蒙有關，但也很可能是因為不舒服的症狀所導致。 • 預防腦力與神經退化、維持穩定情緒的功臣是深海魚油（EPA、DHA），請視自己吃魚的量補充，一週最少兩次170公克中型海魚（品牌上會有建議量。儘量購買國內通過健康食品認證、或國外GMP的牌子，降低重金屬污染疑慮，用來保養一日勿超過2.5公克，也就是EPA＋DHA不超過2500毫克，為普遍安全量）；沙丁魚、鯖魚、鮪魚、鱒魚都是好選擇。重點是不要老吃同一種，也不吃內臟與魚皮的油，可降低吃到重金屬、致癌物戴奧辛的機會。 • 多做戶外運動、多參加各種團體活動。
心血管疾病大為增加	• 黃豆、燕麥片、運動可降膽固醇。 • 納豆、葉酸、運動可保養心血管。 • 魚油可降中性脂肪，橄欖油可調整膽固醇。
骨質疏鬆大為增加	• 每日1500毫克的鈣（補充女性荷爾蒙藥物者需1000毫克），牛奶、豆乾每公克含鈣質大約1公克，240cc牛奶約含250毫克鈣，如果每天喝500cc牛奶，妳還需另外補1000毫克的鈣。奶粉含鈣一般都很高，不喜歡鈣片的人，100公克奶粉約含1000毫克以上的鈣，也是不錯的選擇，早晚一杯就足夠。 • 吃鈣片要服維他命D每日400～800I.U.。 • 大豆異黃酮（Isoflavone）：可能預防停經後骨質疏鬆。 • 戶外運動幫助肌肉有力協調，不易摔倒骨折；陽光幫助維他命D轉為活性。 • 還有許多不是荷爾蒙的藥可治骨質疏鬆，不必擔心。
關節炎	• 退化性關節炎這是日積月累的關節退化問題，也與體質有關，不是停經才退化；但有的人停經後關節疼痛明顯加重，不得已需吃荷爾蒙。 • 考慮補充葡萄糖胺（Glusocamine，維骨力）保護關節軟骨，療效不確定，對於初期退化性膝關節炎可能有些幫助，有些成分含鈉或鉀，心臟或腎臟病患不應服用。

尿失禁開始惡化	• 從年輕就要練習凱格爾式運動，並少提重物。 • 剛開始發生時，勤練凱格爾式運動有三分之一的人會改善，不得已可短期在陰道補充女性荷爾蒙藥膏或藥片加強效果。 • 其他藥物效果不彰，嚴重影響生活品質可考慮手術。
體重上升	• 吃得更少，更講究蔬果量，可能一天要少200～400大卡。 • 勤運動。 （請參見「Chapter8：中年以後的女性肥胖」）
皮膚乾燥紅癢	• 勤擦乳液嬰兒油，不用肥皂洗澡，沖熱水或泡澡都不要太久，以免皮膚更乾。 • 臉部保養品一般需增加油性保濕。 • 目前也有含大豆異黃酮的皮膚保養品，效果不明。 • 不得已需吃荷爾蒙改善。
陰道外陰乾澀	• 多食用含乳酸菌的食品如優格、優酪乳，以增加陰道酸性與抵抗力；使用無藥性酸性（PH值3～4）的外陰陰道保養乳液或凝膠，增加陰道酸性與抵抗力。
萎縮性陰道炎	• 短期使用塗抹陰道的女性荷爾蒙乳膏，可暫時改善萎縮；多吃山藥、補充四物湯（約2～3天一次）或許有些幫助；外用的大豆異黃酮製劑或許有些幫助。
性慾降低	• 先排除壓力、憂鬱、空巢期、夫妻關係不良、酗酒引起。 • 服成癮性止痛藥、抗憂慮藥物、鎮定劑也會引起。 • 停經婦女之性慾降低，主要與體內男性荷爾蒙相對過低所致，故補充女性荷爾蒙沒有直接幫助。 • 補充男性荷爾蒙、某些黃體素、利飛亞（見本段之其他選擇）可能有幫助。
憂鬱	• 目前認為憂鬱很可能是對身體的變化適應不良所引發，而非缺荷爾蒙本身所致，補充荷爾蒙通常沒有幫助，但部分的人還是反應不錯。

要不要補充荷爾蒙

停經後補充荷爾蒙主要是為了補充女性荷爾蒙，但有子宮的婦女需再加上黃體素來保護子宮，避免子宮內膜病變，但黃體激素會升高血之膽固醇與三酸甘油酯，心肌梗塞機率增加，抵消了部分女性荷爾蒙好處。

荷爾蒙藥物補充的方式，傳統的女性荷爾蒙（共軛型女性荷爾蒙、合成的女性荷爾蒙）都是改善缺乏症狀效果最快、最明顯的，但也是對健康影響最大的。

1. 停經婦女對荷爾蒙藥物補充應該有的瞭解

- 美國2003年研究：停經婦女補充共軛型女性荷爾蒙每天0.625毫克與MPA黃體素每天2.5毫克超過5年，比不服用的停經婦女，得到心肌梗塞、中風、侵犯性乳癌（以上增加萬分之七到八的機會）、肺栓塞、深層靜脈血栓（以上增加萬分之十八的機會）的機會增加。
- 罹患乳癌之機率：接受荷爾蒙治療10年～15年者，為不服用停經婦女的1.2倍，15年～20年者，罹患乳癌之機率為1.3倍。目前建議不超過5年為宜，但10年內還不必擔心乳癌發生之機率增加太高。
- 雖其他劑量的荷爾蒙藥物補充並未被研究，但應考慮具有相似的危險性。
- 美國2006年研究：切除子宮的女性，因為只需單服女性荷爾蒙0.625毫克（不必加黃體素），美國7年的研究並不見乳癌危險性增加，但靜脈血栓機會增加1.32倍（幸而臺灣人比西方人少得到這類疾病）。
- 「三不」：不應該用荷爾蒙藥物補充（女性荷爾蒙、黃體素）來當心血管疾病的預防方式；荷爾蒙藥物補充不會保養停經婦女腦部的運作（認知功能）；荷爾蒙藥物補充不是預防停經後的骨質疏鬆的首選方式。
- 「二儘量」：儘量使用有效的最低劑量來改善相關症狀（目前認為對身體的好處共軛型女性荷爾蒙每天0.3毫克便已足夠）；儘量讓使用的時間不要拖太長（5到10年以內），最好設法緩慢降量與停用。

2. 停經婦女比較需要荷爾蒙藥物補充的狀況

主要的考量點在於影響生活品質的嚴重程度，以及個別女性體質使用上的好處是否超過了危險性，使用與否應該由醫師與患者共同商量後決定。

- 中度或重度的自律神經、情緒失調。
- 陰道外陰乾澀、萎縮性陰道炎造成疼痛、持續搔癢、排尿疼痛、性行為困難或疼痛，使人難以忍受，儘量使用外用的女性荷爾蒙。
- 骨質不好的女性，用來預防停經後的骨質疏鬆並非首選；因為還有其他改善骨質疏鬆的方式，最好是其他方式無法使用或效果不佳，而妳已發現骨質很不好時，才考慮使用荷爾蒙。
- 卵巢過早衰竭（35歲前提早停經）。

3.停經婦女使用荷爾蒙藥物補充時，額外的注意事項

- 每年至乳房外科做乳房檢查。
- 還有子宮的女性，每年至婦產科以陰道超音波檢查子宮內膜。
- 發生陰道出血務必就醫。
- 服用期間不應自行更改劑量或突然停藥，應與醫師商量。
- 不抽菸、治療高血壓、藥物或飲食降膽固醇，來減少對心血管的危害。
- 想預防骨質疏鬆並非只吃荷爾蒙便有效，需另補充含維他命D的鈣片、增加含鈣飲食、做負重運動（走路而非游泳）。

4.其他選擇

　　Tibolone（目前商品名Livial，利飛亞），是結構類似女性荷爾蒙、黃體素與男性荷爾蒙的合成藥物，已有30年歷史。利飛亞副作用比荷爾蒙補充療法少，大多人的乳房與子宮都不受到影響，乳房較不會疼痛、也較不易子宮出血。療效不差，約九成有效，能改善情緒及性慾減低。

5.不應使用荷爾蒙補充療法的人

- 已知、懷疑罹患與女性荷爾蒙有關之惡性腫瘤（如乳癌、子宮內膜癌、子宮內膜增生）。
- 未經診斷之子宮陰道異常出血。
- 曾罹患動脈血栓性栓塞疾病（如中風、心肌梗塞）。
- 曾罹患靜脈血栓性栓塞（如深層靜脈血栓、肺栓塞）。
- 肝臟功能異常，無法恢復正常時。
- 已知、懷疑現在已經懷孕。

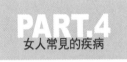

PART.4
女人常見的疾病

Chapter 19

健康檢查何時開始？

》健康正常女性各項檢查項目之建議檢查間隔

表19-1：健康正常女性各項檢查項目之建議檢查間隔

檢查目的（建議項目）	18～39歲	40～49歲	50～64歲	65歲以上
一般全身檢查、身高、體重	諮詢妳的醫師、因人而異	諮詢妳的醫師、因人而異	諮詢妳的醫師、因人而異	諮詢妳的醫師、因人而異
甲狀腺功能（TSH）	35歲起，每5年	每5年	每5年	每5年
血壓（量血壓）	21歲起，每1～2年	每1～2年	每1～2年	每1～2年
膽固醇（血脂值）	諮詢醫師	45歲起，每5年	每5年	每5年
骨密度（DEXA，雙能量X 光吸收測定法）		諮詢醫師	諮詢醫師	至少一次，然後諮詢醫師是否追蹤檢查
糖尿病（血糖）	與醫師諮詢	45歲起，每3年	每3年	每3年
蛀牙（看牙醫、洗牙）	一年1、2次	一年1、2次	一年1、2次	一年1、2次
子宮頸癌（抹片）	有性行為起，每年	有性行為起，每年	有性行為起，每年	每1～3年，諮詢醫師
披衣菌感染（子宮頸披衣菌檢查）	有性行為後	懷疑性病感染時	懷疑性病感染時	懷疑性病感染時
各種性傳染病檢查	性伴侶得到性傳染病；多重性伴侶，諮詢醫師	同左	同左	同左
乳癌（乳房攝影、超音波）		諮詢醫師、每1～2年	諮詢醫師、每1～2年	諮詢醫師、每1～2年

檢查目的 （建議項目）	18～39歲	40～49歲	50～64歲	65歲以上
大腸直腸癌 （糞便潛血）			每年	每年
直腸癌 （乙狀結腸鏡）			每5年，最好搭配糞便潛血	每5年，最好搭配糞便潛血
大腸直腸癌 （結腸鋇劑灌注雙重對比X光攝影）			每5年，指沒有做大腸鏡、乙狀結腸鏡的人	每5年，指沒有做大腸鏡、乙狀結腸鏡的人
大腸直腸癌 （大腸鏡）		（有家族史諮詢醫生） *	每10年 *	每10年 *
直腸癌 （醫師肛診）	諮詢醫師	諮詢醫師	每5～10年，加上前三種項目其中一種	每5～10年，加上前三種項目其中一種
視力	20～39歲間做第一次	每2～4年	每2～4年	每2～4年
聽力	18歲做第一次	每10年	諮詢醫師	諮詢醫師
皮膚癌	每月自我檢查痣的變化，每3年	每月自我檢查痣的變化，每年	每月自我檢查痣的變化，每年	每月自我檢查痣的變化，每年
心理健康	諮詢醫師	諮詢醫師	諮詢醫師	諮詢醫師
流感疫苗注射	諮詢醫師	諮詢醫師	每年	每年
肺炎雙球菌注射				打1次

（資料來源：美國國家健康局）

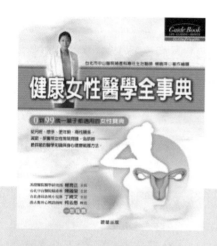

健康女性醫學全事典

楊曉萍／繪著

定價：390元

首部女性專用的全方位醫學百科

衛生署國民健康局「2007健康好書 悅讀健康」推介獎

　　身為女性，雖然擁有很多美好的感覺，但身心各方面不免比男性多了許多需要注意的地方，不論是月經、懷孕、生產等等，在女性的一生中，需要面對的問題不少，但卻不見得每個人都會向醫生求助，反而常常藉由女性朋友的經驗，或是親人間的交流獲得資訊，但如此一來，未必選擇了對身心最好的處置。而且在兩性身心教育不夠完善的今天，每一個女性都需要更完整的醫學資訊，才能讓自己的身心都獲得最妥善的照顧。而現今的出版市場，女性相關書籍雖然琳瑯滿目，卻沒有完全適用本地女性讀者的全方位醫學百科，常常只獲得翻譯的二手資料。有鑑於此，我們特別企劃了一本針對本地情況而撰寫的女性醫學全書，內容完整，包羅萬象，不但有絕對完整的醫學知識與健康資訊，更有最適合本地醫療情形的誠懇建議。

0歲到99歲女性都適用的健康書，每個媽媽跟女兒最貼心的朋友

　　在本書中，由經驗豐富的專業女性醫師為您剖析女性一生特有功能與變化，詳實說明月經、懷孕、更年期、兩性關係、減肥、保養等女性常見問題，並教妳最詳細的醫學知識與維護身心健康的方法。書中內容豐富，並附有數百幅圖片，力求解說明確，而簡潔的文字與將心比心的建言，是一本女性們最應珍藏的健康大事典！尤其這本書的範圍廣從幼兒期至老年期，任何年齡層女性都可從中尋求到正確的醫療資訊，是一本媽媽應該介紹給女兒，女兒應該為母親準備的貼心書。

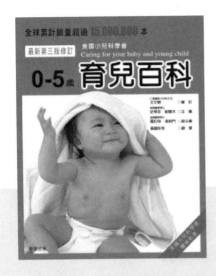

０－５歲育兒百科

史帝芬・謝爾夫／主編

羅伯特・漢納門／副主編

滿國彤、羅強、郝廷磊、劉玫亭／主譯

定價：499元

全球累計銷售量超過15,000,000本
榮登美國幼兒類圖書暢銷排行榜240週

　　從你將新生命抱在懷中的那一刻開始，你的世界便起了奇妙的變化，孩子是上天賜給父母最好的禮物。當孩子還是新生兒時，你很難想像他將如何長大，然而一切問題都會隨之而來：他為什麼哭？該怎麼看出他生病或不適應，如何防範危險意外發生；你該怎麼養育、照顧、教育他，如何給他最健康的成長環境？初為父母的你，應該怎麼面對這一切？

　　0-5歲是幼兒成長的關鍵期，許多一生的影響奠基於此時，更需要你萬全的照護。父母的主要任務是鼓勵、指導並幫助孩子的成長，提供孩子身體正常發育所需要的食物、保護和關懷，同時還需要對他的精神和心理發育進行指導，以便形成健康、成熟的人格。

　　本書提供在0-5歲孩子成長的每一階段中，你應該做到的基本照護及可能遇到的狀況，在幼兒的成長、學習、生活、醫療等各個方面指導父母，透過本書可以讓你成為萬能的父母，安心無慮地照顧孩子，讓寶寶健康快樂地長大，為未來人生奠定良好健康的發育基礎。

◎美國小兒科學會

　　美國小兒科學會是一個由53,000名致力於嬰兒、小兒、少年和青年的成人體格、精神和社會生活健康的小兒科醫生、兒童醫學專業人員和小兒外科專家組成的組織。本書是美國小兒科學會提供給父母一系列關於兒童健康教育中的一本權威著作。提供關於0-5歲兒童養育和兒童健康方面的最佳資料。最初由美國小兒科學會的眾多專家共同開發初稿，再由6位資深編輯在75位兒科專家的幫助下，經過無數小兒科專家合力修訂而成最後的稿件。由於小兒科的醫療資訊不斷更新，本書已是最新修訂的第三版，以提供給讀者最新的醫療資訊。

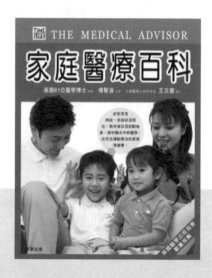

家庭醫療百科

美國61位醫學博士／編著

傅賢波／主譯

定價：690元

**美國61位醫術精湛的醫學博士在家候診
融合中西醫學、自然療法、運動等各種
常規與輔助療法**

不同於一般按專業醫學分類法查尋的醫療百科，本書從醫生看病時的第一句話「你哪不舒服」開始，引導讀者去查尋可能是什麼問題，因此，閱讀本書前患者不需要知道自己是什麼病，而是按照感到不適的部位，以患者自覺症狀為線索去查尋。

教導讀者如何自己判斷症狀，出現什麼症狀時必須趕緊就醫，又有哪些常規療法、輔助療法的運用和效果，以及要如何預防疾病等等。本書既貼心又專業，從讀者及病人的角度切入，並由醫生提供專業及正確的醫療知識，極具實用價值，是一本家庭必備的醫療百科全書。

◎醫學新觀念

介紹正規治療的同時，也加入了輔助治療的內容，包括中醫、針灸、瑜伽、草藥、水療法、指壓法、食療法…等，豐富了疾病治療的內涵，提供患者更多的治療方案。

◎提供專業咨詢及建議

教你如何自我診斷病症後，提出各種自療法或是就醫的建議方案，避免「急病亂投醫」，正確的選擇醫生，配合治療。

◎人性化的查尋功能

從醫生問你的第一句話：「你哪兒不舒服？」開始，依患者不適的部位及自覺症狀為引導查尋，並將各部位內容以不同顏色做區分，在你需要時，可以快速方便找到相關的資訊。

◎內容豐富又實用

介紹1,000多種病症，再附加一般大眾都非常關切的健康資訊，如嬰幼兒成長發育檢測表、食品成分含量表、化驗檢查說明表等，為一本名符其實的「醫療百科」。

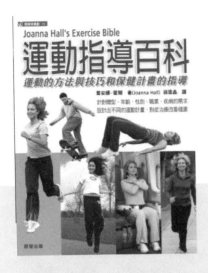

運動指導百科

喬安娜‧霍爾（Joanna Hall）/ 著

孫雪晶 / 譯

定價：399元

全方位的身體活動健康指南

　　英國頂級健身專家喬安娜，以獨特的飲食策略、健身理論及時尚風格而聞名，她也是英國最受歡迎電視節目主持人之一，還為各大企業聘為飲食和美體專家，她在本書中不僅提供許多運動方法，還指導大家如何達到健康的目標，並且幫助大家在任何年齡改善身心健康，以及過自己喜歡的生活方式。

　　本書提供你：

◎依個人體質量身訂做的運動項目

- ‧走路：一天一萬步，跟疾病説不。
- ‧慢跑：20分鐘的耐力鍛鍊。
- ‧伸展運動：10分鐘，雕塑理想體態。
- ‧消耗熱量運動：30分鐘，身體零負擔。
- ‧游泳：輕鬆享受水按摩的神奇效果。
- ‧局部塑身：胸、臂、臀、腹、腿、背面面俱到。
- ‧太極拳：柔軟、平衡、協調、強身。
- ‧瑜伽：淨化身心靈、減壓塑身。
- ‧彼拉提斯：提高心肺體適能、端正姿勢。

◎忙碌人士的高效率運動法

- ‧日常生活隨時做：站、坐、臥的運動法。
- ‧任何場合隨地做：工作、外出、開車、坐飛機等運動法。

◎2歲到70歲的個人教練

- ‧兒童腦部訓練運動
- ‧孕媽咪健康運動
- ‧產後塑身運動
- ‧減輕更年期症狀的運動

◎預防疾病與保衛健康的運動計劃

- ‧骨質疏鬆症
- ‧高膽固醇
- ‧高血壓
- ‧減重

國家圖書館出版品預行編目資料

成熟女性健康百科 / 楊曉萍著--初版.
--臺北縣新店市：晨星, 2007【民國96】
面；公分，（健康百科；5）
ISBN 978-986-177-131-1（平裝）
1. 婦科　2. 婦女
--醫療、衛生方面

417.1　　　　　　　　　　　96009633

健康百科
05

成熟女性健康百科

作者/繪者	楊曉萍醫師
企劃主任	吳怡芬
編輯	陳佳芳
美術編輯	蔡靜穗
發行人	陳銘民
發行所	晨星出版有限公司台北編輯室
	臺北縣新店市231北新路3段82號11F之4
	TEL：(02)89147114、89146694　FAX：(02)29106348
	E-mail: service-taipei@morningstar.com.tw
	http://www.morningstar.com.tw
	行政院新聞局局版台業字第2500號
法律顧問	甘龍強律師
承製	知己圖書股份有限公司　　　TEL：(04)23581803
初版	西元2007年7月
總經銷	知己圖書股份有限公司
	郵政劃撥：15060393
	（台北公司）臺北市106羅斯福路二段95號4F之3
	TEL：(02)23672044　FAX：(02)23635741
	（台中公司）台中市407工業區30路1號
	TEL：(04)23595819　FAX：(04)23597123

定價350元

Published by Morning Star Publishing Inc. Printed in Taiwan
（缺業或破損的書，請寄回更換）
ISBN978-986-177-131-1

407

台中市工業區30路1號

晨星出版有限公司

請沿虛線摺下裝訂，謝謝！

更方便的購書方式：

(1) 網　　　站　http://www.morningstar.com.tw
(2) 郵政劃撥　戶名：知己圖書股份有限公司　帳號：15060393
　　　　　　　請於通信欄中註明欲購買之書名及數量。
(3) 電話訂購　如為大量團購可直接撥客服專線洽詢。

如需詳細書目可上網查詢或來電索取。
客服專線：(04)23595819#230　傳真：(04)23597123
客服電子信箱：service@morningstar.com.tw